Dieta Sirt

In questo libro di cucina sono inclusi un piano di perdita
di peso sano di 7 giorni e ricette semplici

I0090061

*(Il manuale dietetico completo con deliziose ricette per
perdere peso)*

Nazario Piccolo

TABELLA DEI CONTENUTI

I Cibi Da Abbinare Ai Sirt

La lista sopra sembra essere completa, ma non è sufficiente per una dieta equilibrata. La nostra fonte di energia non deve essere solo i cibi Sirt. Tuttavia, come dobbiamo selezionare i cibi da consumare per la nostra dieta? Ecco una lista di superfood, cibi con molte proprietà benefiche, poche calorie e molta energia.

ORTAGGI

Asparagi

Ottimi bolliti con un po' di olio d'oliva, oppure uniti a cereali come la quinoa.

Broccoli

Devono essere cotti al vapore, arrostiti al forno con poco olio e saltati in padella con olio, aglio e peperoncino dopo la bollitura. Il tocco finale è mettere la spolverata di semi di girasole in una padella per pochi secondi senza condimenti.

Carciofi

Questo tipo di ortaggi richiede più impegno, ma l'impegno vale la pena. Dovremmo evitare di acquistare carciofi in scatole.

Scalogno

Le cipolle rosse, come lo scalogno, sono buone cotte o ripiene e vanno bene con i primi piatti.

Insalata di verdure belga

Ha un gusto che varia da dolce a croccante e fresco, ed è un ottimo contorno per piatti caldi di carne o legumi.

Acquacoltura

Il crescione è una verdura croccante e ricca di sapore anche se ha un gusto più amarognolo. Ha un sapore fantastico quando viene condito con olio di oliva e aceto.

Fagiolini

Ortaggi gustosi e utilizzabili in vari modi. Possono essere aggiunti alle patate per un nuovo contorno. Tuttavia, possono essere aggiunti alle verdure da arrostire al forno insieme an una porzione di pollo.

Indivia

Meravigliosa l'insalata alla piastra con olio, sale, limone e pepe.

Olive

Per dare più sapore ai piatti insipidi, le olive possono essere aggiunte con moderazione. Dare un tocco di gusto mediterraneo alle nostre pietanze è il potere.

Spinaci

Sono un superfood a foglia verde che tutti consigliano. Non solo sono buoni cotti, ma sono anche buoni crudi in insalata.

FRUTTA

Lamponi

deliziosi, dolci e per sempre
indimenticabili. Il modo migliore per
godersi un ottimo dessert a basso
contenuto calorico. Aggiungere anche il
cacao amaro.

More

Spesso insieme ai lamponi. Possiamo anche condire con un cucchiaino di miele, menta o cacao amaro.

Mele

È un frutto buono appena raccolto dall'albero, ma può essere utilizzato in molti piatti.

Molte fibre per una merenda sana, come fette di pane, spolverate di cannella o una macedonia.

Prugne

Dolci, gustosi e fresche, queste cariche di fibre sono anche benefiche per il nostro intestino. Una merenda nutrizionale!

Ribes scuro

Il frutto della famiglia dei frutti rossi è ottimo.

Ribes nero, rosso e bianco sono i tre colori disponibili. un frutto nero ricco di vitamina C. per palati raffinati.

Una uva nera

Il frutto dell'autunno è l'uva. ricco di minerali e vitamine. Non c'è stata alcuna preparazione per lui. pronto in qualsiasi momento.

Berry Goji

È ottimo come macedonia con noci o senza zucchero.

Arance

È ottimo come condimento per insalate o macedonie o come spremuta fresca.

Limoni

Ogni piatto è un capolavoro grazie al suo sapore agro, fruttato e fresco. Qualche goccia di insalata in una tazza d'acqua tiepida fa miracoli e aiuta la digestione.

Melograno

Una merenda sana è piacevole. Può essere utilizzato in una varietà di contorni. Un frutto succoso con molteplici caratteristiche. Inoltre, viene utilizzato per produrre infusi che combattono la tosse.

frutta matura

Arachidi

La versione senza sale è ottima per gli spuntini e le ricette orientali.

Pistacchi

Perché sono così calorici, dovresti mangiarli con moderazione. Nonostante ciò, sono un'ottima fonte di grassi sani e sono un'ottima aggiunta sia a piatti dolci che salati.

Castagne

Un'ottima cena arrossita durante le fredde sere di ottobre Nessuno di loro rinuncia a questo must autunnale.

Lino, sesamo, zucca e semi di girasole

I semi sono ricchi di nutrienti e contengono omega 3. Aggiungerlo ai primi, magari dopo la tostatura, renderà ancora più croccanti e gustosi. Da servire anche con insalate, zuppe e impasti come il pane.

Nocche di pecan

Sono rari in Italia, ma hanno un sapore legnoso fantastico che va bene con le macedonie e i dolci ipocalorici.

foglie di chia

Se immersi in un liquido, i semi in questione si trasformano in un budino gelatinoso. Ideale per i budini con latte di soia o cacao amaro.

PROTEINE ALIMENTARI

Fave

Fantastiche come condimento per la pasta o come base per verdure croccanti o molluschi.

Fagioli di bianco

Sono ottimi con salsa al pomodoro e un
battuto di cipolle.

Fagioli a forma di borlotto

Sono così versatili che possono essere
usati sia da soli che in insalata o con
cereali.

Piselli

I piselli sono buoni in padella con dello
scalogno e in zuppe e minestre.

Ceci

Molte ricette utilizzano i ceci. un alimento principale con hummus e farinate, che può essere aggiunto alle insalate e ai sughi.

PROTEZIONE DEGLI ANIMALI

Pollo

Quando si tratta di proteine animali, il pollo è uno dei più magri e ricchi di proteine. È ottimo arrosto o in padella, ma per evitare intossicazioni, è fondamentale cuocerlo bene.

Tacchino

Il tacchino e il pollo sono simili. Sebbene sia difficile trovare tacchino di alta qualità nei supermercati, è importante controllare sempre la provenienza e l'alimentazione del tacchino.

Coniglio

Sebbene la carne di coniglio sia poco nota, è deliziosa. proteico e privo di grassi. Prova con pomodorini, olive o umido alla cacciatora.

Salmone

Il sapore eccellente, sia crudo che cotto, del salmone lo rende uno dei pesci grassi più amati. È necessario, come per ogni pesce di grossa taglia, verificare il luogo in cui è stato coltivato per assicurarsi che non contenga mercurio.

Sogliola

Il pesce è bianco, povero di grassi, gustoso e ricco di nutrienti. Ha tutte le condizioni per essere incluso nella nostra dieta. Ci sono molte ricette in cui può essere utilizzato, come cotto al vapore, in umido o al forno.

Gamberi

Queste crostaci vanno bene con qualsiasi salsa e possono essere servite con legumi, verdure, pesci o tocchetti di pollo per un'insalata di grano saraceno diversa e gustosa.

Acciughe

Quando si parla di acciughe, naturalmente non si intendono quelle sott'olio, molto cariche di grassi e sale. Sia scottate in acqua e condite con olio, limone e spezie, sia riempite di verdure e poco pangrattato integrale, le acciughe al naturale vi faranno dimenticare i prodotti confezionati e malsani.

Tonno

Tonno è uno dei pesci più mangiati, specialmente quando viene preparato in scatola. Il trancio fresco è sempre preferito a quello d'allevamento, ma a volte anche il tonno al naturale senza sale in scatola può andare bene.

CARBOIDRATI

fibra di vetro

La farina integrale è l'ideale per impasti come la pizza, il pane e la focaccia fatti in casa. Sebbene il processo possa sembrare difficile da imparare, è facile e divertente e ci garantisce di mangiare prodotti veramente genuini.

Popcorn

Sono chicchi di mais che sono stati soffiati. Il tipico cibo che si mangia davanti al televisore è anche un ottimo snack, se ovviamente non è troppo salato o olio. Sono facili da preparare e non hanno controindicazioni in dosi moderate.

Quinoa

Negli ultimi anni, questo cereale è diventato più popolare per il suo alto contenuto proteico e nutriente. Puoi usarlo come riso per insalate di quinoa fredde o piatti caldi.

CONDIMENTI

Erbe aromatizzate

salvia, erba cipollina, timo, origano, menta, aneto, rosmarino e alloro. Il segreto per un pasto delizioso, senza sale e sempre nuovo è questo. Quando le spezie non funzionano bene, aggiungiamo grassi, sale o condimenti artificiali.

Frutta Verde Kiwi

Ingredienti:

1 tazza di foglie di spinaci baby (staccare i gambi se non piaciano)

14 pezzi di avocado snocciolato

1 kiwi, sbucciato, tagliato a metà

1/2 tazza di succo di mela pre-pressato

1/2 pera matura, torsolo

Istruzioni:

Spremere tutti gli ingredienti fino a che siano lisciati. Servire prontamente

Foods With Love For Life

Grazie per aver incluso tutte le fasi della Dieta Sirtfood! Ciò che avete ottenuto dovrebbe essere spiegato. Hai raggiunto il processo di iper-successo, con una perdita di peso di circa tre chilogrammi che probabilmente comporta un aumento del muscolo. Hai mantenuto la perdita di peso durante i quattordici giorni di manutenzione e hai migliorato ulteriormente la tua composizione corporea. Più importante ancora, avete segnato l'inizio della vostra rivoluzione nel benessere, che ha combattuto le numerose cattive abitudini che spesso si manifestano con l'età. Aumentare l'energia, la vitalità e il benessere è il futuro che hai scelto per te stesso. A questo punto, conoscerai i primi venti Sirt Foods e capirai quanto siano forti. Non solo, ma imparerai anche an amarli e usarli nella tua dieta. Per garantire la salute e la perdita di peso continua, questi alimenti devono rimanere una parte importante della vostra routine alimentare di tutti i giorni. Tuttavia, ci sono solo venti tipi di alimenti, e il menu della vita è ricco. Allora? In questo capitolo ti forniremo il programma della salute per tutta la vita. Si tratta di mantenere il vostro corpo in perfetto equilibrio con una dieta adatta e sostenibile che fornisca tutti i nutrienti necessari per migliorare la nostra salute. Ciò significa continuare an ottenere i vantaggi della perdita di peso della Dieta Sirtfood consumando i migliori alimenti che la natura ci ha fornito.

Oltre a migliaia di Sirtfoods, abbiamo esaminato perché sono così vantaggiosi: Alcune piante hanno sistemi di risposta allo stress più sofisticati che producono composti che attivano la sirtuine. Questo sistema del corpo per bruciare i grassi e la longevità funziona con il digiuno e l'esercizio fisico. La quantità di composti prodotti dalle piante in risposta allo stress è correlata alla quantità di vantaggi che otteniamo dalla loro alimentazione. La nostra lista dei primi venti Sirtfoods comprende gli alimenti che si distinguono perché sono pieni di questi ingredienti e quindi hanno il potenziale più eccezionale per influenzare la composizione e il benessere del corpo. Tuttavia, gli effetti dell'attivazione della sirtuina degli alimenti non sono una nozione semplice. Molte altre piante producono nutrienti moderati che attivano la sirtuina. Vi permettiamo di aumentare ulteriormente la gamma e la diversità della vostra dieta consumando questi liberamente. La dieta sirtfood richiede l'inclusione a causa della vasta gamma di alimenti attivatori di sirtuine che possono essere inclusi. Questo è importante perché significa che puoi ottenere il massimo piacere e divertimento dai tuoi pasti, e ancora di più.

Stiamo utilizzando l'analogia dell'allenamento. Con il Passo 1 che è il "boot camp", i primi venti Sirtfood sono l'equivalente (molto più piacevole) di sudare in palestra. Invece, mangiare altri alimenti che contengono meno nutrienti attivatori di sirtuine è come prendersi un po' di tempo per andare in giro. Compare questo an una dieta normale che fornisce gli stessi benefici nutrizionali di stare seduti sul divano a guardare la TV per tutto il giorno. Sì, sudare in palestra è utile, ma presto ti stancherai. Anche quella passeggiata dovrebbe essere incoraggiata, soprattutto se comporta l'abbandono piuttosto che rimanere seduti sul divano.

Ad esempio, perché le fragole sono la fonte più importante dell'attivatore sirtuina, abbiamo incluso le fragole nei primi venti Sirtfoods. Tuttavia, se guardiamo più in generale le bacche come gruppo alimentare, scopriamo che aiutano il metabolismo e l'invecchiamento sano. Se guardiamo la loro composizione nutrizionale, scopriamo che altre bacche, come mirtilli, lamponi, ribes nero e more, hanno anche molti nutrienti che attivano la sirtuina.

È vero anche per le noci. Le noci sono così efficaci per aiutare a muoversi e perdere peso nonostante il loro contenuto calorico. Questo riduce anche il rischio di malattie future. Le sostanze nutritive che attivano la sirtuine si trovano non solo nelle noci, ma anche in pistacchi, arachidi, castagne e noci pecan.

Poi torniamo al grano. In alcuni contesti, l'avversione per i cereali è aumentata negli ultimi anni. Ma alcuni studi hanno scoperto che il consumo di cereali integrali riduce il diabete, le malattie cardiache e il cancro. L'esistenza di nutrienti importanti che attivano la sirtuina in altri cereali integrali è evidente, anche se questi nutrienti non corrispondono alle caratteristiche Sirtfood del pseudograno saraceno. Inoltre, quando i cereali integrali vengono trasformati in versioni "bianche" raffinate, il loro contenuto di nutrienti attivazione sirtuine diminuisce. Tali modelli rappresentano un gruppo potenzialmente pericoloso e sono coinvolti in una varietà di problemi di sicurezza futuri. Sebbene non stiamo consigliando di non mangiarli mai, sarebbe più vantaggioso concentrarsi sulla varietà integrale quando possibile.

Per coloro che vogliono evitare il glutine, la quinoa è un'ottima alternativa al pane. Anche i popcorn sono un ottimo spuntino sirtfood integrale e perfetto.

Con le proprietà Sirtfood dei semi di chia e delle bacche di goji, anche i famosi "superfood" possono salire sul podio. Questa è sicuramente la ragione inconsapevole per cui hanno visto benefici per la salute. Anche se significa che sono buoni per noi da mangiare, sappiamo che ci sono alternative più convenienti, più economiche e migliori. Pertanto, non sentiti obbligato a salire su quel carro particolare! La tendenza è simile in molte classi di cibo. Non è una sorpresa che le cose che la scienza ha inventato siano generalmente buone per noi e dovremmo mangiarne di più. Di seguito sono elencati altri quaranta alimenti che abbiamo scoperto abbiano anche le caratteristiche di Sirtfood. Vi consigliano fortemente di incorporare questi alimenti per sostenere e continuare la perdita di peso e la salute mentre ampliate ulteriormente la vostra dieta.

Carciofi, asparagi, bok choy o pak choi, broccoli, fregio, fagiolini, scalogni, cipolle e cipolle bianche sono tutte verdure.

Bacche di goji, kumquats, lamponi, uva rossa, mirtilli rossi, ribes nero, mele e frutta

Noci e semi: noci, semi di chia, castagne e noci da pecan.

Popcorn, cereali e grani, quinoa, grano fagioli, fave, fagioli bianchi (cannellini o marini), erbe e spezie, erba cipollina, cannella, aneto (fresco e essiccato), origano essiccato, salvia secca, zenzero, menta piperita (fresca e secca) e timo (fresco e secco).

Bevande a base di tè verde contengono proteine: è stato dimostrato che aumentare il consumo di proteine durante una dieta aumenta la sazietà, sostiene il metabolismo e aumenta la perdita di massa muscolare. Tuttavia, le cose vengono portate an un livello completamente nuovo quando i Sirtfoods vengono combinati con le proteine.

Come ricorderete, le proteine sono essenziali per una dieta Sirtfood ideale.

Le proteine sono composte da aminoacidi, di cui uno è la leucina, che migliora il comportamento di Sirtfoods e migliora i loro effetti. In primo luogo, si ottiene modificando il nostro ambiente cellulare, il che significa che la nostra dieta con i nutrienti attivatori delle sirtuine funzionerà ancora più efficacemente. In altre parole, un pasto con Sirtfood e proteine a base di leucina funziona meglio. Carne rossa, pollame, pesce, latte e latticini sono buone fonti di leucina per la dieta.

Proteine prodotte da animali

I Nel corso degli ultimi anni, l'additamento dei prodotti animali è stato identificato come un fattore contribuente an una serie di malattie occidentali, in particolare il cancro. Se questo è vero, consumarli insieme a

Sirtfoods potrebbe non essere una buona idea.

Il latte è importante perché è un sofisticato meccanismo di segnalazione che accelera lo sviluppo fisico dei bambini oltre an essere un cibo di base. Questo può essere importante nei primi anni, ma potrebbe non essere così importante quando sei un adulto. Il segnale di crescita primario persistente e iperattivo è ora collegato all'invecchiamento e allo sviluppo di disturbi legati all'età come l'obesità, il diabete di tipo 2, il cancro e le malattie neurodegenerative. Le persone si allontanerebbero dai prodotti lattiero-caseari per la complessità di questo sistema di segnalazione, che è un campo di ricerca relativamente nuovo e quindi pieno di rischi teorici e sconosciuti. Ma la ricerca mostra una cosa: Sirtfood impediscono agli effetti inadeguati sulle nostre cellule, invertendo questo rischio, rendendoli necessari per una dieta lattiero-casearia.

In generale, ci sono opinioni diverse sul rapporto tra latticini e cancro. Dopo aver esaminato tutti gli studi, un consumo moderato di latticini è perfetto per una dieta ricca di latticini e può fornire molti nutrienti utili per completare la dieta di latticini.

Quando si tratta del rischio di cancro, il pollame è completamente sicuro, ma le carni rosse e raffinate sono ancora più vulnerabili. C'è una forte preoccupazione che l'assunzione di carne rossa ed elaborata abbia un ruolo nel cancro intestinale, anche se ci sono poche prove che li coinvolgono nel cancro al seno e alla prostata. La carne cotta, come prosciutto, peperoni e hot dog, è spesso la peggiore. Dovrebbe essere utilizzato in quantità limitate, anche se non è necessario esagerare con il menu.

La ricerca ha dimostrato che la carne rossa cucinata con Sirtfoods riduce il rischio di cancro. che si tratti di mangiare del cioccolato fondente dopo cena, preparare una marinata con erbe aromatiche, spezie e olio extra vergine di oliva, cucinare il manzo con le cipolle o semplicemente aggiungere una bella tazza di tè verde al pasto. Tutto ciò insieme al Sirtfood, che in realtà riduce gli effetti negativi della carne rossa. Non eccedere, anche se siamo tutti qui per mangiare la tua bistecca. Il consumo settimanale di carne rossa dovrebbe essere inferiore a 1 libbra (500 g) cotta o 1,5 libbre (700 a 750 g) cruda.

Sebbene l'associazione tra il consumo di uova e il rischio di cancro non sia stata studiata in modo così approfondito come quella con la carne e i prodotti lattiero-caseari, non sembra esserci motivo di preoccupazione. Invece, le uova sono state coinvolte nella causa delle malattie cardiache. Ciò è dovuto al fatto che sono una fonte significativa di colesterolo nella dieta. Pertanto, si consiglia di mangiare poche uova. Altri paesi, come Nepal, Thailandia e Sud Africa, consigliano di mangiare uova per i loro benefici nutrizionali ogni giorno. Quindi, chi ha torto? Il suo sostegno a quest'ultimo è convincente. L'assunzione quotidiana di uova non è correlata an un rischio maggiore di malattia coronarica o ictus. Mentre l'assunzione di colesterolo alimentare può essere necessaria per determinate condizioni genetiche, questa limitazione non è applicabile alla popolazione generale.

POWER OF THREE

Gli acidi grassi a catena lunga, o omega-3, EPA e DHA, sono il secondo gruppo di sostanze nutritive che aiuta a migliorare i sirtfood. Per molti anni, gli Omega-3 sono stati preferiti per la salute alimentare. Siamo ora consapevoli del fatto che aumentano anche l'attività di un sottoinsieme di geni della sirtuina nel corpo correlato alla longevità. Questo li rende l'abbinamento ideale per Sirtfoods. Gli Omega-3 possono ridurre le infiammazioni e aumentare i livelli di grasso nel sangue. A questo si aggiungono altri benefici per il cuore: abbassare la pressione sanguigna, stabilizzare il battito cardiaco e ridurre la probabilità di coagulazione del sangue. L'industria farmaceutica li sta ora utilizzando per combattere le malattie cardiache. E la litania dei beneficiari non termina qui. Dopo aver dimostrato di migliorare l'umore e aiutare a prevenire la demenza, gli Omega-3 influenzano anche il modo in cui pensiamo.

Parlando di omega-3, stiamo parlando di mangiare pesce, in particolare varietà oleose, perché nessun altro alimento dietetico può fornire i livelli necessari di EPA e DHA. È sufficiente mangiare due porzioni di pesce alla settimana, concentrandoci sul pesce oleoso. Gli Stati Uniti d'America, purtroppo, non sono una nazione molto amante del pesce. Di conseguenza, non assumiamo abbastanza EPA e DHA.

Spesso, gli alimenti vegetali come noci, semi e verdure a foglia verde contengono gli omega-3, ma in una forma chiamata acido alfa-linolenico, che il corpo deve convertire in EPA o DHA. L'acido alfa-linolenico fornisce una parte significativa dei nostri requisiti di omega-3 durante questo processo di conversione. Anche se Sirtfoods ha molti vantaggi, non dobbiamo dimenticare il vantaggio aggiuntivo di mangiare abbastanza grassi omega-3. Le fonti più potenti di omega-3 nel pesce sono aringhe, sardine, salmone, trota e sgombro. Anche se il tonno fresco contiene una quantità significativa di omega-3, la varietà in scatola è priva della maggior parte di questi nutrienti. I vegetariani e i vegani possono anche prendere un integratore di microalghe arricchite con DHA (fino a 300 milligrammi al giorno). Tuttavia, dovrebbero ancora includere fonti vegetali nella loro dieta.

Potato Con Pomodorini E Sgombro Affumicato

INGREDIENTI per 2 persone

- 1 ciuffo di prezzemolo tritato
- 1 pizzico di pepe
- 12 pomodorini datterino
- 1 cucchiaio di olio evo
- 2 peperoncini thailandesi
- 1 tazzina di vino bianco
- 120 gr di pasta di grano saraceno
- 1 trancio circa 200 gr di sgombro affumicato sottovuoto
- 1 spicchio di aglio
- 1 cipolla rossa

Preparazione:

Metti l'olio evo, la cipolla, l'aglio, il prezzemolo e il peperoncino in una padella antiaderente e fai soffriggere leggermente. Quindi, aggiungi i pomodori sminuzzati, lo sgombro fatto a cubetti, il sale e il pepe, e sfuma con il vino bianco e aggiungi un poco d'acqua se necessario. Cuoci la pasta come indicato sulla confezione. Una volta cotta, scolala e ripassala Aggiungere il prezzemolo sminuzzato.

Tre Chili In Un Periodo Di Sette Giorni

Anche la Dieta Sirt è composta da più fasi. In genere ci sono due tipi: uno iniziale e uno secondario, come in questo caso. Di conseguenza, possiamo parlare di fase 1 e di fase 2, che sono separate da due programmi alimentari distinti.

La prima fase è nota come "tre chili in sette giorni" e significa che si possono perdere fino a tre chilogrammi nella prima settimana della dieta. Vediamo in dettaglio come e perché la perdita di peso è possibile.

Per i primi tre giorni della dieta Sirt, si consiglia di bere succhi Sirt. Come abbiamo visto in precedenza, questi succhi sono bevande verdi fatte con gli stessi ingredienti di colore verde: rucola, prezzemolo, sedano, cavolo riccio, limone e tè verde.

Il succo deve essere abbinato an un pasto solido che contenga un contenuto di sirtuine per circa 1000 calore. Per i primi giorni, non superare le calorie consigliate per raggiungere gli obiettivi di dimagrimento.

La riduzione delle calorie che consumiamo quotidianamente è un segno di questa prima fase. Quali sono i risultati della riduzione calorica menzionata in precedenza? Ve lo spieghiamo immediatamente. È possibile perdere circa tre chili se si è attenti a non superare le 1000 calorie. un risultato molto positivo. Inoltre, la prima fase è relativamente tranquilla dal punto di vista del benessere fisico; non è nemmeno necessario fare sport o attività motorie. I sirtfood, grazie alle loro proprietà uniche, si occupano del lavoro più impegnativo, ovvero lo smaltimento. Quindi non c'è più bisogno di cercare pillole o integratori brucia grassi, che a volte sono anche costosi.

Gli alimenti dietetici, come più volte sottolineato, sono accessibili e, soprattutto, altrettanto convenienti.

Per riassumere, i due specialisti hanno suggerito che la prima colazione dovrebbe includere una parte fissa e consumare succo verde per moderare l'appetito del cervello. In conclusione, dovresti bere il succo sirt almeno un'ora prima di un pasto solido, mentre dovresti attendere due ore prima di bere il succo verde. La restrizione calorica descritta è valida solo per i primi tre giorni del piano Sirt.

Le calorie giornaliere possono aumentare fino a 1500 per i quattro giorni successivi della prima settimana. È quindi consentito consumare due pasti solidi che contengono solo alimenti ricchi di sirtuine, accompagnati da due succhi verdi.

La fase 1 è la più intensa e garantisce una perdita di 3,2 chili in 7 giorni. Questo è il motivo per cui ha buoni risultati rapidamente. Ma dopo sette giorni dovresti aver perso circa 3,2 chili.

Potete seguire questa guida per la pianificazione della fase iniziale:

Nel corso dei primi tre giorni da lunedì a mercoledì, dovresti bere tre succhi verdi Sirt ogni volta che ti svegli, a metà mattina e a metà pomeriggio, e dovresti mangiare un pasto solido, come scaloppina di tacchino con contorno di verdure.

Per finire, 15-20 grammi di cioccolato fondente all'85%

Da giovedì a domenica, i quattro giorni restanti, dovresti consumare due pasti solidi, come spaghetti di grano saraceno con sedano e cavolo riccio, oltre a due succhi verdi Sirt.

Fase due: mantenere

Oltre alla prima settimana menzionata sopra, si inizia a discutere di mantenimento invece: Le proteine sirtuine devono essere incluse in tutti i pasti. Il mantenimento è la seconda fase. È più lungo rispetto alla fase iniziale perché dura due settimane piuttosto che una, e è progettato per sostenere il dimagrimento ottenuto nella fase 1. Per questo motivo è chiamato mantenimento.

In questo momento non ci sono limitazioni sulle calorie; tuttavia, queste sono solo alcune linee guida che dovresti seguire per continuare a consumare altri alimenti Sirt: cioccolato fondente, vino rosso, agrumi, caffè, cavolo, mirtilli, capperi, tè verde, soia e fragole. Nella seconda fase, è fondamentale mantenere una dieta equilibrata: Non ci sono limiti alla quantità o alla dose. I nutrizionisti consigliano di mangiare cibi sirt finché non si raggiunge la sazietà. Ovviamente, questo non significa che devi abbuffare o esagerare con il vino, che è comunque una bevanda alcolica. Deve essere sempre presente.

Questioni e risposte

È necessario impegnarsi in attività fisica durante la prima fase?

Questa domanda ha una risposta negativa. Durante la fase iniziale, nota come dimagrimento, non è affatto necessario fare sport per perdere peso. Gli alimenti sirt, che sono il cuore del piano alimentare, aiutano a perdere 3,2 kg. Proprio loro stanno lavorando per noi. Quindi, non è necessario fare sacrifici per seguire la dieta Sirt.

È possibile mangiare ogni tipo di sirt food, oppure è meglio scegliere quelli meno calorici?

Sì. Perché aiutano a riattivare il metabolismo, i cibi sirt non contengono calorie. Il vino rosso e i datteri probabilmente sono gli unici alimenti con cui non dovresti eccedere.

Vorrei perdere massa muscolare ma non massa grassa. È realizzabile?

Sì, questo fattore è preso in considerazione dal programma di dimagrimento Sirt: non c'è alcuna perdita di tonicità muscolare, ma solo una diminuzione del grasso corporeo. I cibi sirt aiutano a crescere i muscoli, il che significa che puoi avere un aspetto migliore.

La mia obesità è un problema. La dieta Sirt funziona anche per me?

Sì, non c'è motivo di preoccuparsi per questa dieta. L'assunzione di sirtfood aiuta anche a prevenire alcune malattie persistenti causate dall'obesità.

• Mi piace praticare sport. Posso seguire questa dieta per mantenere la mia forma fisica?

Anche in questa situazione, la risposta è positiva. La strategia degli alimenti di programma è utile perché consente di raggiungere obiettivi di forma fisica ottimali.

Ricette

Sirt può produrre una varietà di ricette gustose e diverse grazie alla sua vasta gamma di alimenti. un vantaggio in più per la salute e la cucina. I sirtfood sono anche molto versatili, quindi sono ideali durante l'estate per preparare molti piatti freddi. Sembra che seguire questo programma non sia così difficile. Non tutte le diete sono inutili.

Inoltre, vi diamo un menù settimanale che potete usare come esempio informativo, poiché solo uno specialista può creare un menù personalizzato per le vostre esigenze.

Il Cavolo Riccio, La Cipolla Rossa E Il Grano Saraceno Sono Usati In Un Dhal

Ingredienti

- 2 cucchiaini di curcuma
- 300 ml di brodo vegetale
- 40 g di lenticchie rosse
- 50 g di cavolo riccio
- 50 ml di latte di cocco
- 50 g di grano saraceno

- 1 cucchiaino di olio extravergine di oliva
- 1 cucchiaino di semi di senape
- 40 g di cipolla rossa
- 1 spicchio di aglio
- 1 cucchiaino di zenzero fresco
- 1 peperoncino Bird's Eye
- 1 cucchiaino di polvere di curry

Preparazione:

In una pentola, scalda l'olio a fuoco medio. Quindi, aggiungi i semi di senape. Quando iniziano a scoppiettare, tritate finemente la cipolla rossa, l'aglio, il peperoncino e lo zenzero. Lascia cuocere per un paio di minuti perché tutti gli ingredienti appassiscano.

Aggiungi quindi la curcuma e il curry in polvere e lascia cuocere ancora per qualche minuto.

Posa quindi il brodo vegetale e porta an ebollizione.

Unisci quindi le lenticchie e lascia cuocere per un'altra mezz'ora, finché le lenticchie non saranno cotte.

A questo punto, avrai ottenuto un dahl vellutato. Il dahl è un tipico piatto indiano fatto con lenticchie.

Cuoci anche il grano saraceno come d'abitudine, insieme ad un cucchiaino di curcuma, e uniscilo al dahl di lenticchie.

Il tuo pasto sirt vegano è pronto!

Dieta Sirt E Sport
La relazione tra lo sport e la dieta Sirt

La Dieta Sirt influenza il metabolismo umano in modo molto specifico perché consente di sopperire ai due componenti essenziali del dimagrimento: il digiuno e l'attività sportiva. Ciò non significa che solo mangiare cibi Sirt ti renderà snello e sodo. Tuttavia, seguire un regime alimentare Sirt renderà più facile raggiungere questi risultati in breve tempo. Il piano alimentare in questione include cibi che mirano a stimolare i cosiddetti geni della magrezza. Una condizione di digiuno o un'attività fisica estenuante sono due modi in cui questi geni si attivano. Seguendo le regole della metodologia Sirt, puoi ottenere un corpo più magro e armonioso senza dover spendere troppa energia in attività sportive stressanti e, soprattutto, senza dover limitare il tuo consumo di cibi considerati gustosi e deliziosi.

A questo punto, è importante capire quali siano effettivamente i cibi Sirt e perché l'assunzione di questi alimenti garantisce buoni risultati senza rinunce destabilizzanti e sforzi. Tuttavia, prima di tutto, è necessario esaminare il ruolo dello sport nel processo di dimagrimento in generale e perché la metodologia Sirt non impone regole troppo rigide per il suo rispetto.

Lo sport e il suo ruolo nel processo di dimagrimento

Quando si parla di benefici per la salute generale, non è mai sufficiente affermare: Qualsiasi ricerca concluderà che l'attività fisica è un modo utile per raggiungere i propri obiettivi fisici e sentirsi bene con sé stessi. Una delle raccomandazioni più comuni quando si inizia an intraprendere un nuovo regime alimentare è che è importante fare sport per rendere il metabolismo più veloce ed efficiente. In effetti, il dimagrimento è causato da questo meccanismo: La perdita di peso è possibile grazie all'azione metabolica provocata dal deficit calorico e dall'attività fisica; per questo motivo, si consiglia di abbinare lo sport an un regime dietetico ipocalorica.

Praticare regolarmente uno sport aiuta il corpo a bruciare le calorie consumate evitando che si trasformino in adipe. Sebbene la trasformazione sia un processo complesso, questa affermazione potrebbe aiutare i pazienti a comprendere l'importanza di fare sport per dimagrire e salvaguardare la propria salute.

Nonostante ciò, è fondamentale sottolineare che il processo di dimagrimento non è solo favorito dall'attività fisica, poiché ci sono molti fattori che interagiscono tra loro. La combinazione di un'alimentazione sana con un'attività fisica regolare può portare a risultati eccezionali.

Ma cosa si intende quando si dice che gli alimenti consigliati nel regime alimentare Sirt svolgono, in parte, anche il compito che lo sport normalmente compie?

La dieta del sirt: sì allo sport, ma solo in misura moderata!

Per rispondere alla domanda posta poco fa, è necessario prendere in considerazione quali siano le basi della Dieta Sirt: Si dice che questo regime alimentare particolare sia considerato estremamente inclusivo e che tutti i cibi consigliati stimolano i geni conosciuti come i geni della magrezza. Pertanto, consumando gli alimenti consigliati dal piano Sirt, il metabolismo può funzionare in un tempo significativamente più breve rispetto a se seguire le linee guida di altri regimi alimentari.

La base della Dieta Sirt è che mangiare solo i cibi Sirt aiuta a perdere peso; In questo modo, non sarà necessario fare sforzi fisici impegnativi.

È evidente che, se si segue il regime Sirt, è opportuno svolgere attività fisica con moderazione, poiché la sola assunzione di cibi Sirt può indurre al dimagrimento. Ciò non toglie che questo regime alimentare può funzionare bene per gli atleti, ma si consiglia di seguire costantemente un medico e di non prolungare la dieta oltre le tre settimane.

La durata della dieta deve essere precisata, ma non solo per gli sportivi. In generale, è bene seguire questo regime alimentare per non più di tre settimane, poiché le sue funzioni sono ottimizzate per essere efficaci in un lasso di tempo specifico, oltre il quale potrebbero sorgere problemi.

Goggins e Matten, nutrizionisti di un team sportivo medico

In Gran Bretagna, gli studi dei due nutrizionisti inglesi hanno prodotto un piano alimentare ben strutturato e hanno dato ai professionisti la possibilità di lavorare presso un team medico-sportivo.

Gli atleti che si sono affidati ai nutrizionisti per ottenere successi e risultati dimostrano il loro contributo. Goggins e Matten hanno potuto provare le loro teorie su atleti famosi in Inghilterra. Ad esempio, Ben Ainslie, un campione di vela, e Anthony Ogogo, un pugile. Campioni di questo calibro hanno osservato i principi della Dieta Sirt e hanno visto chiari miglioramenti in pochissimo tempo. Come anticipato, gli atleti non possono seguire questa dieta per più di tre settimane, il tempo necessario per recuperare la loro forma fisica desiderata.

Ricetta Di Succo Verde Con Spinaci E Prezzemolo

Ingredienti:

- 1 ½ tazza di foglie di spinaci
- 1 pera media, privata del torsolo e tagliata a spicchi
- Una manciata abbondante di prezzemolo
- 1 cucchiaino succo di limone
- 3 grossi gambi di sedano, tagliati a pezzi

Istruzioni:

Utilizza un estrattore di succo per mescolare prezzemolo, pera, spinaci e sedano.

Se non hai un estrattore di succo, metti gli ingredienti in un frullatore e mescolali bene. Se lo desideri, filtra il succo. Aggiungere il succo di limone e mescolarlo con un frustino.

Per servire, mettere il succo in un bicchiere e aggiungere il ghiaccio tritato.

Succo Verde Eccezionale

Ingredienti:

- 4 limoni, pelati
- 2 foglie di lattuga romana
- 4 mele Granny Smith grandi, private del torsolo e tagliate a pezzetti
- 4 foglie grandi di cavolo riccio
- 2 manciate abbondanti di prezzemolo fresco

Istruzioni:

Utilizza un estrattore di succo per mescolare il cavolo, il prezzemolo, il limone, la mela e la lattuga.

Se non hai un estrattore di succo, metti gli ingredienti in un frullatore e mescolali bene. Se lo desideri, filtra il succo.

Se vuoi servire il succo in due bicchieri, aggiungi il ghiaccio tritato.

Bombs Chocolate

Queste fantastiche e deliziose bombe di cioccolato fondente sono state create per aggiungere dolcezza alle vostre giornate.

Il cioccolato fondente, che è molto buono e amato in tutto il mondo, ha anche molte proprietà benefiche. In effetti, stimola la produzione di endorfine, gli ormoni della felicità, che sono un antidepressivo naturale.

Il cacao, che costituisce la base del cioccolato fondente, è uno degli alimenti naturali più ricchi di ferro e aiuta anche a combattere i crampi e le carenze di ferro.

Infine, poiché è ricco di magnesio, potassio e ferro, è un antiossidante e il suo alto contenuto di flavonoidi, sostanze che aiutano ad abbassare il colesterolo, è anche buono per il cuore.

Cosa dobbiamo aspettarci dopo questo?
Vediamo come preparare queste
bombette al cioccolato fondente
deliziose.

Tempo Di Preparazione: 10 Minuti

Ingredienti:

- N. 1 cucchiaio di polvere di cacao;

- N. 1 cucchiaio di olio extravergine di oliva;

- N. 1 cucchiaio di estratto di vaniglia;

- 30 g di cioccolato fondente all'85%;

- 15 g di noci;

- 250 g di datteri;

Preparazione:

Tagliate il cioccolato fondente in pezzi e metteteli in un mixer con le noci finché non diventa una polvere.

A questo punto, prendete una ciotola e aggiungete la polvere di cioccolato e le noci che hai fatto prima; quindi, aggiungete i datteri a pezzetti, il cucchiaio di olio extravergine e l'estratto di vaniglia.

Amalgamate tutti gli ingredienti fino an ottenere un impasto compatto, asciutto e uniforme. Potete aggiungere un po' di acqua se lo desiderate, ma attenzione a non farlo troppo perché l'impasto sarà appiccicoso.

Quando l'impasto è pronto, fai delle palline non troppo grandi con le mani e metti le palline in un contenitore rivestito di carta da forno. Conservale in frigo per almeno un'ora.

Dividendo le palline in due vassoi, possiamo ottenere due versioni diverse e rotolare una parte nella polvere di cacao e una parte nelle scaglie di cocco.È possibile conservare le palline in frigo per almeno sette giorni.

Godetevi queste piccole delizie ora.

Come Funziona La Dieta Sirt?

La dieta Sirt si basa sul consumo di cibi che contengono sirtuine, da cui deriva il nome; queste proteine sono enzimatiche e controllano alcune funzioni metaboliche dell'organismo, come bruciare calorie, impedire il deposito di grasso corporeo e dimagrire.

Le sirtuine, che sono principalmente presenti nelle verdure e nei legumi, proteggono le cellule dal cancro prevenendo anche l'invecchiamento e il deterioramento.

Secondo i due ideatori della dieta Sirt, le sirtuine, o geni della magrezza, sono attivate da due fattori: lo sport e il digiuno. Quindi, simulando il digiuno e attivando questi geni nell'organismo, possiamo consumare più calorie e bruciare più grassi e perdere peso.

L'attivazione delle sirtuine regola alcune funzioni del metabolismo, come ridurre la fame e aumentare il consumo di calorie, prevenire le infiammazioni e regolare l'umore e l'invecchiamento cellulare.

La dieta Sirt prevede l'eliminazione degli zuccheri e dei grassi saturi, la riduzione dei latticini e l'aumento del consumo di cibi che aumentano i livelli di sirtuine, come il vino rosso, il cioccolato fondente al 85%, le fragole, i capperi, le cipolle rosse e la curcuma.

Gli ingredienti delle ricette della dieta Sirt sono una combinazione di alimenti della cucina mediterranea e asiatica; sono prodotti freschi, sani e facili da ottenere e combinati tra loro danno origine a piatti squisiti e divertenti, come il pollo con curcuma e i gamberoni saltati in padella con peperoncino.

La dieta Sirt si distingue da tutte le altre diete perché aggiunge alimenti che aiutano a dimagrire invece di proibirli. Si possono notare i risultati già dai primi giorni di dieta, in cui si mangia tutto quello che si vuole: Per perdere più di tre chili di grasso corporeo, la massa muscolare rimane invariata.

Anche se prevede un certo livello di calore, la dieta Sirt non impone una quantità specifica di alimenti da mangiare; invece, consiglia di mangiare fino a quando non si è appagati. Naturalmente, non dovresti esagerare con il cibo e non esagerare con il vino.

Molti nutrizionisti e medici hanno riconosciuto la dieta Sirt come un metodo efficace per perdere peso rapidamente. Tuttavia, non è consigliabile consumare solo cibi Sirt. L'alto consumo di verdure e legumi a discapito della carne e del pesce può causare stanchezza, mal di testa e cali di pressione oltre a carenze nutrizionali come il ferro e il calcio.

È necessario seguire un regime alimentare che includa l'assunzione di diversi alimenti, non solo Sirt. Per questo motivo, è meglio consultare uno specialista che vi sottoporrà an analisi del sangue e visite prima di iniziare una dieta. Inoltre, prendendo in considerazione eventuali patologie, deciderà quale regime alimentare sia più appropriato seguire, quali alimenti sono più adatti e quante quantità di questi alimenti dovrebbero essere consumate per la vostra salute.

La ricerca sulla dieta Sirt

Studi scientifici hanno dimostrato che il consumo di determinati alimenti può stimolare i geni Sirt e aiutare a perdere peso migliorando lo stile di vita. I cibi Sirt, come il vino rosso che contiene il fenolo resveratrolo, e le sostanze in alcuni alimenti come il prezzemolo, il lievito, il peperoncino, le fragole, le cipolle rosse e i capperi, attivano la sirtuina, il che indica che i cibi Sirt funzionano.

La riduzione delle calorie associate al consumo di Sirt promuove il gene magro. L'organismo si purifica dalle tossine prima di iniziare la perdita di peso, ma la massa muscolare rimane invariata. Non hai fame, ma sei sazio nonostante le poche calorie.

La quercitina, che può essere trovata in molti frutti e ortaggi come frutti bosco e ortaggi, come pomodori, cipolle rosse, capperi e sedano; catechine nel tè verde, cacao e vino; malvidina nelle more, nelle fragole, melanzane e piselli; e resveratrolo nel vino rosso e nell'uva.

Tuttavia, molti medici rimangono scettici nonostante gli studi scientifici dimostrino gli effetti benefici dei cibi Sirt. La dieta Sirt è una dieta ipocalorica basata sul consumo di molte verdure e un basso apporto di proteine e carboidrati. Quindi, come tutte le diete basate su questi principi, fa perdere peso e più in fretta.

Studi scientifici hanno dimostrato che durante la prima settimana seguendo una dieta ipocalorica, la maggior parte dei chili persi è acqua. Inoltre, il metabolismo non accelera la perdita di peso ma rallenta.

Inoltre, la ricerca sulla dieta Sirt è stata condotta solo su animali piuttosto che su esseri umani, il che significa che non c'è alcuna prova del legame tra le sirtuine e il perdere peso. L'unica informazione proviene da un esperimento condotto da due nutrizionisti, Aidan Goggins e Glen Matten, in una palestra con un piccolo campione di 39 persone che ha perso 3 chili in 7 giorni. È del tutto normale quando si segue una dieta ipocalorica.

Gli studi sugli animali hanno dimostrato che le sirtuine, che sono presenti negli alimenti Sirt come mirtilli, fragole, cavoli, rucola, cioccolato fondente al 85%, agrumi, caffè e tè verde matcha, aiutano a regolare le funzioni cellulari come il metabolismo e rallentano l'invecchiamento.

Purtroppo, non esistono studi umani a lungo termine veri. Sono sicuro che posso mangiare gli alimenti consigliati nella dieta Sirt con qualsiasi dieta che segua. La frutta, la verdura e l'Omega 3 contenuti nelle noci o nell'olio d'oliva sono ottimi antiossidanti, quindi consumarli aiuta l'organismo a sentirsi meglio.

Molti medici pensano che la dieta Sirt sia una dieta inadeguata perché manca di alimenti utili per aumentare la massa muscolare. Ciò è dovuto al fatto che, sebbene la dieta Sirt sia ricca di sostanze nutritive e antiossidanti, non include questi alimenti. Tuttavia, sarebbe opportuno aggiungere i cibi Sirt an un regime alimentare più equilibrato.

Non tutti possono seguire la dieta Sirt e nemmeno per un lungo periodo di tempo. Potrebbe essere utile per coloro che devono perdere qualche chilo prima della prova costume in pochi mesi. Tuttavia, è sempre consigliabile consultare un medico prima di iniziare una dieta e non utilizzare metodi di dieta DIY online per evitare rischi.

Gli esperti affermano che una dieta efficace deve non solo portare a perdere peso, ma anche mantenere il peso senza riprendere i chili persi. Per questo motivo, una dieta equilibrata dovrebbe insegnare e abituare le persone a mangiare correttamente, seguendo un regime alimentare più sano ed equilibrato.

Per essere efficace, una cura dimagrante non deve solo portare a perdere peso, ma deve anche aiutarti a mantenere il tuo peso attuale senza riprendere i chili persi.

Cosa significa "gene magro"?

Un altro modo per chiamare le sirtuine è il "gene magro". Sono sette e si attivano sotto determinate condizioni. Ognuno di loro fa qualcosa, come rigenerare le cellule, ritardare l'invecchiamento e prolungare la vita. I geni Sirt-1, Sirt-3, Sirt-4 controllano tutte le funzioni relative all'insulina, mentre tutti gli altri geni controllano le funzioni relative alle cellule.

Le sirtuine sono delle proteine che normalmente si attivano durante l'attività fisica, durante il digiuno o quando vengono consumati determinati alimenti. Si perde anche peso in questo modo, ma il svantaggio è che non puoi digiunare per lunghi periodi.

Il gene magro responsabile del deposito di grasso nel corpo si attiva durante il digiuno, costringendo l'organismo a utilizzare le riserve di grasso per sopperire all'assenza di energia fornita dal cibo.

Il digiuno ha molti vantaggi: la perdita di peso comporta una perdita sia di grasso corporeo che di massa muscolare. Inoltre, digiunare rallenta il metabolismo, fa male, fa fame, è irritabile, stanco e non mangia abbastanza.

La dieta Sirt e il consumo di alcuni alimenti attivano rapidamente i geni magri coinvolti nel metabolismo dell'organismo. Quindi, già dai primi giorni, ha una perdita di peso, elimina cellule e sostanze nocive, aumenta l'attività dei mitocondri che producono energia per l'organismo, stabilisce un ritmo normale del sonno e fornisce una protezione aggiuntiva contro i radicali liberi che danneggiano il DNA e contribuiscono all'invecchiamento del corpo.

I cibi Sirt simulano una condizione di digiuno per lunghi periodi, avendo anche benefici come la perdita di peso. Ciò ci consente di sperimentare le stesse condizioni quando diminuiamo l'apporto calorico del nostro corpo.

Questi alimenti sono facilmente disponibili e possiamo acquistarli a prezzi ragionevoli nel mercato sotto casa. Stiamo parlando di spezie, frutta e verdura come fragole, sedano, cipolla, prezzemolo, curcuma e peperoncino, tra gli altri, che probabilmente avete già in frigo o nelle dispense.

Ricorda sempre di consultare un nutrizionista prima di iniziare qualsiasi programma di dieta. Dopo aver completato tutte le analisi, il nutrizionista sceglierà il metodo di dimagrimento più adatto a te, evitando di seguire diete che spesso sono dannose per la tua salute.

Le sirtuine e le aree blu

Il termine "zona blu" si riferisce an un'area geografica del mondo in cui l'aspettativa di vita della popolazione è più alta rispetto a tutte le altre aree del mondo.

I due ricercatori Gianni Pes e Michel Poulain hanno identificato queste aree attraverso studi demografici sulla longevità degli uomini. Il nome "zone blu" deriva dal fatto che le hanno cerchiate in blu sulla mappa, indicando dove si trova il maggior numero di persone in buona salute che superano anche i 100 anni.

L'età media degli abitanti di queste aree geografiche superava i 100 anni, molto più della media globale che non supera gli 80 anni. Inoltre, gli studiosi hanno scoperto che la minor parte delle persone che soffrivano di Alzheimer, diabete, malattie cardiovascolari o osteoporosi, nonostante l'età.

Dopo anni, Dan Buettner ha continuato la sua ricerca e ha scoperto che i fattori comuni di queste regioni erano così diversi e lontani tra loro. Il ricercatore ha scoperto che il consumo di alimenti Sirt è responsabile della longevità.

Ogliastra, in Sardegna, Italia, è la nazione in montagna con il maggior numero di persone che hanno superato i 100 anni. Gli abitanti seguono una dieta mediterranea sana, mangiano pane integrale, verdure, formaggi e latte di capra e privilegiano la carne del proprio territorio. Inoltre, fanno regolarmente sport all'aria aperta. Il vino Cannonau, ricco di antiossidanti e flavonoidi che combattono le malattie cardiache, non può mai mancare sulla loro tavola ogni giorno. Dal 1970, la Sardegna ha l'aspettativa

di vita più alta d'Italia grazie all'aria migliore e ai cibi sani e genuini.

Okinawa Island, Giappone: La sua popolazione è tra le più longeve mai vissute al mondo. Le donne sono tra le persone più anziane del mondo, fanno molta meditazione e mangiano principalmente alimenti vegetariani e poveri di grassi. È importante consumare molta soia, riso, tè verde, pesce e verdure come patate dolci, che sono ricche di antiossidanti. Hanno l'abitudine di alzarsi da tavola appesantiti e non sazi.

La città di Loma Linda, in California: si trova vicino a Los Angeles. I ricercatori hanno esaminato "gli avventisti del settimo giorno", un gruppo religioso che viveva più a lungo rispetto a chiunque altro nel nord America, con 10 anni in più. Sono vegetariani e consumano minestre di zucca e zenzero, hot dog vegetariani, farina d'avena, noci, legumi e cibi ricchi di omega 3 e antiossidanti.

La penisola di Nicoya, situata in Costa Rica: Le persone di mezza età in questa penisola hanno il minor tasso di mortalità. Anche in età avanzata, gli abitanti sono attivi e mangiano ciò che coltivano, principalmente frutta, cereali, zucca, fagioli, tortillas di mais, uova, pollo e maiale.

Icaria, in Grecia: uno studio del 2009 ha scoperto che la più alta percentuale di novantenni del mondo ha malattie cardiache, senili o tumorali, con una media di uno su tre degli abitanti. Le loro diete consistono in verdure, vino rosso, olio extravergine di oliva e meditazione.

Queste ricerche sulle cosiddette zone blu hanno dimostrato una serie di caratteristiche comuni che hanno aiutato le persone a vivere più a lungo. Uno di questi era mangiare più alimenti sani e freschi, come verdure, ortaggi e legumi; ridurre il consumo di carne; mantenere uno stile di vita equilibrato evitando lo stress; praticare sport e meditazione; e non dimenticare di dare più importanza agli affetti, come la famiglia, gli amici

Il consumo di alimenti sani e freschi, in particolare verdure e ortaggi, dovrebbe essere limitato a 4 o 5 volte al mese; mantenere uno stile di vita equilibrato, evitando lo stress, meditando, facendo sport e prestando più attenzione ai rapporti interpersonali.

Il consumo e l'alimentazione di cibi Sirt, come legumi, cereali, noci, verdure, frutta e pesce ricchi di Omega 3, è una caratteristica comune a tutte le zone blu. Questi cibi sono ricchi di vitamine e sali minerali, ma in particolare attivano le sirtuine per ridurre il rischio di malattie cardiache.

Periodicamente fanno brevi digiuni di 24 ore e cercano di mangiare i loro pasti in modo da non rimanere del tutto sazi. Tutte queste abitudini stimolano la produzione di sirtuine e aiutano a perdere peso.

Naturalmente, è sempre meglio consultare un medico prima di iniziare una dieta fai da te o un breve digiuno. Un medico sarà in grado di consigliarvi come perdere peso senza causare problemi di salute.

Consigli E Precauzioni

È possibile che alcuni individui non trovino vantaggi dalla dieta di Sirt per diversi motivi. Per questo motivo, dovresti prestare particolare attenzione ai seguenti consigli e raccomandazioni. Di seguito esamineremo alcuni degli aspetti più cruciali della dieta Sirt e spiegheremo perché sono importanti.

Non è adatto a tutti.

Per iniziare, alcuni individui potrebbero non essere adeguati a questa dieta. Prima di tutto, non dovresti iniziare una dieta se non sei disposto a modificare il tuo stile di vita per perdere peso.

Questa dieta non dovrebbe essere provata da coloro che soffrono di diabete perché non sarà in grado di tenere sotto controllo il tuo livello di zucchero nel sangue, causando picchi e ricadute.

Quando inizi a seguire la dieta Sirt, potresti sperimentare vertigini e mal di testa mentre il tuo corpo si abitua al basso apporto calorico. Pertanto, se hai uno stile di vita molto attivo, sei abituato a mangiare molto di più o fai un lavoro fisico impegnativo, questa potrebbe non essere la dieta giusta per te.

Prima di iniziare, dovresti sempre parlarne con il tuo medico. Per coloro che hanno già problemi con il metabolismo, la pressione sanguigna o qualsiasi altra condizione metabolica, potrebbero volersi assicurarsi di assumere una quantità sufficiente di calorie durante la loro dieta. Ti consigliamo di seguire i consigli del tuo dottore se dice di non farlo.

È importante tenere presente che qualcuno potrebbe non essere in grado di seguire questa dieta. Questa dieta modifica il tuo livello di zucchero nel sangue se hai il diabete o devi assumere insulina. Poiché potrebbe non essere realizzabile, potrebbe essere più opportuno cercare un'altra opzione.

Considera le ricette

Anche se potresti non essere in grado di seguire una dieta Sirt completa, ci sono molte ricette a base di alimenti Sirt che possono aiutarti a seguirla senza difficoltà. Con questi cibi puoi sicuramente cucinare ricette fantastiche. Inoltre, hai a disposizione piani alimentari completi e interi che puoi utilizzare.

Questo sarà particolarmente vantaggioso se prevedi di seguire la dieta Sirt in modo coerente. Puoi vedere la differenza se hai deciso semplicemente di aggiungere nuovi alimenti alla tua dieta.

Se ti piace cucinare e vuoi provare qualcosa di nuovo ma non sai da dove cominciare, le ricette sono un ottimo spunto.

È sicuro consumare carne?

Questa è una domanda molto comune tra coloro che seguono la dieta Sirt perché non sanno se è permesso mangiare latticini, pesce o carne. È meglio mangiarli con moderazione.

Dovresti aumentare il tuo consumo di proteine vegetali, principalmente yogurt, soia, noci e cereali. Se decidi di mangiare la carne, dovresti assicurarti di acquistarla da animali cresciuti in pascoli naturali piuttosto che in gabbie, e dovresti assicurarti di mangiarla in piccole quantità. Per coloro che non possono fare a meno delle proteine animali, la carne è buona da mangiare, ma dovresti cercare di ridurla al minimo.

Non aver paura di cambiare le verdure che mangi. Forse pensi di essere limitato a mangiare cavolo e rucola, ma in realtà molte altre verdure e verdure a foglia verde sono utili nella tua dieta.

Alcuni potrebbero chiedere se è sicuro consumare gli spinaci durante l'applicazione di questo regime dietetico. Sì, come bietole e cavolo. Fondamentalmente puoi mangiare tutte le verdure, ma fai attenzione an includere il cavolo nei tuoi piatti. Questo è dovuto al fatto che il cavolo contiene il maggior numero di antiossidanti, fornendo numerosi vantaggi per la salute che non sarebbero disponibili in altri alimenti.

Essenze da evitare

Una prima risposta semplice è iniziare a ridurre la quantità di calorie inutili.

Questo è probabilmente il modo migliore per iniziare se non hai voglia di iniziare con la restrizione calorica più estrema. Dovresti cercare di eliminare i cibi più malsani dalla tua dieta. Per evitare problemi e, al contempo, migliorare il tuo stile di vita e entrare per bene nel ritmo della tua nuova vita all'insegna della salute, dovresti escludere tutto ciò che include verdure processate, zuccheri aggiunti, conservanti o prodotti variamente lavorati.

In sostanza, non dovresti mangiare nulla che non sia naturale. Se ti piace mangiare cibi processati, prova a sostituirli con uno dei "cibi Sirt". Ricorda che ci vuole tempo, ma ne vale la pena.

Stiamo bevendo.

Il vino rosso è un componente ben noto di questa dieta.

La dieta Sirt consiglia di bere più vino rosso rispetto al vino bianco. Di seguito spiegheremo perché contiene molte Sirtuine.

Il piceatannolo e il resveratrolo, che sono entrambi nutrienti delle sirtuine, sono entrambi presenti nel vino rosso. Un punto extra è che sono molto utili per prevenire problemi di salute. Riduceno la probabilità di ictus, infarti, tumori allo stomaco e all'intestino e può aumentare la longevità tra i molti vantaggi.

Il consumo moderato di carne può ridurre il rischio di morte fino al 25% in molti casi, quindi dovresti assolutamente includerlo nei tuoi pasti. Non bere più di un bicchiere o due al giorno. Invece di ridurre il rischio, avere di più aumenta il rischio. Sappiamo che è strano, ma questo spiega perché molte persone lo bevono per la salute del cuore.

Inoltre, può aiutare a prevenire alcuni tipi di tumori. Riduce i rischi e, in alcuni casi, può persino prevenire la formazione di linfoma. L'alcol aumenta il rischio di alcune forme di cancro, ma ne riduce il rischio per altre. Il vino è considerato un combattente naturale contro il cancro perché i suoi composti fenolici possono fermare la crescita delle cellule tumorali.

Il vino rosso ha anche un'altra qualità: nonostante non possa trasformarti in un genio improvviso, migliora le capacità cognitive. È molto piacevole da bere e non uccide le cellule cerebrali se bevuto con moderazione.

Riduce il rischio di demenza e Alzheimer, oltre a proteggere dall'invecchiamento e dalle malattie. In tutto il mondo, molte generazioni più anziane, come gli italiani e i greci, vivono più a lungo perché bevono vino rosso.

Assicurati di scegliere il vino rosso giusto perché il vino bianco non ha lo stesso livello di Sirtuine del vino rosso.

Perché l'extravergine

Considera l'utilizzo di olio extravergine di oliva invece di quello tradizionale. Rispetto all'olio normale, contiene più sirtuine.

Due cucchiai al giorno sono l'ideale perché non devi mangiare troppe calorie o grassi. È privo di colesterolo, contribuisce an un piccolo numero di casi di obesità e malattie cardiache ed è un componente essenziale sia della dieta Sirt che della dieta mediterranea. Non c'è dubbio che tu sia ben consapevole della sua presenza nelle case italiane.

È noto per migliorare la vita sessuale e la circolazione sanguigna in tutto il corpo. Inoltre, migliorerà la tenuta della circolazione e dei vasi sanguigni perché aiuta la salute del cuore.

È un potente strumento per la perdita di peso. Nel mondo, alcune delle persone più sane consumano olio EVO ogni giorno perché è una fonte di grassi sani che ti fanno sentire bene, in salute e sazio. Certamente aiuta a regolare i livelli di insulina nel corpo e riduce il rischio di sviluppare il diabete.

Allevia il dolore perché le sue sostanze, in particolare quella chiamata oleocantale, agiscono come un antinfiammatorio simile all'ibuprofene. L'olio extra-vergine è utilizzato per trattare molte malattie persistenti. È utile per i problemi alle articolazioni, protegge la pelle e fornisce alcuni antiossidanti naturali che prevengono il danneggiamento dell'epidermide e l'invecchiamento.

È un rilassante per il corpo e la mente. Fai attenzione quando scegli l'olio extra vergine di oliva, perché l'olio normale non ha alcuni dei suoi benefici, il che può influenzare la tua dieta. Se sei interessato agli effetti di entrambi, provali e vedi le differenze.

Ci sono molti modi in cui puoi migliorare il tuo piano alimentare e puoi trarre molti vantaggi da una dieta sana. Sarai in grado di utilizzare la dieta Sirt a tuo vantaggio e ottenere tutti i suoi benefici conoscendo i suoi ingredienti e le cose che non dovresti mangiare.

La Diéta Sirt Funziona Ancora?

Questo metodo può essere utilizzato solo per i soseddetti sibi sirt, che sono in grado di ottenere la salute (da cui il nome della dieta): Sono proteine utilissime al nostro organismo, considerate molecole antinvecchiamento, con proprietà antinfiammatorie e con la capacita di bruciare più velocement In pratica, rivilegiando certi cibi e limitando in generale le apporto caloriso (evitando le abbuffate, perché con la dieta Sirt si mangia tranquillamente senza patire Quindi, svelò l'arcano: Semplificare la dieta e la rende più di successo, a parità di calorie, rispetto alle dieta che non selezionano i tipi di alimenti consumati. Fate sasso: Ricorda, durante la prima lezione, due persone si separano e poi vengono diffuse in tutto il mondo (così come per tutte le altre lezioni). Il tuo ingresso è aperto. I risultati sono straordinari! Serto, come tutte le diete, la Sirt prevede un piano alimentare e ha qualche regola, a seconda delle varie fasi che andremo a incontrare, ma anche questo sarà un a Per ora possiamo semplificare dicendo che sono previste due fasi.

Durante un'ora e mezza, la ricetta aumenta fino a 3,5 kg a seguito di un processo di riduzione. Il dialogo continuo è un mezzo per il dialogo. Viamente non ci si può aspettare lo stesso risultato da chi parte da una condizione di obesità e da chi, invece, è solo leggermente sovrappeso. In primo luogo, un singolo singolo singolo singolo singolo singolo singolo singolo singolo singolo singolo singolo singolo singolo singolo singolo singolo singolo. Somunque i risultati ci sono per tutte e tutti, sia sulla bilancia che in termini di centimetri persi. La prima fase è divisa in due fasi:

Nel corso dei primi tre anni della scuola, è stato assegnato un posto solitario al primo anno a beneficio della scuola materna, oltre a tre posti a beneficio della scuola superiore. Non c'è alcuna regola: si prega di rispettare la propria privacy e di risparmiare soldi per i tuoi figli. Inutile negarlo: Questo sogno e questo paesaggio sono molto diversi, ma quando si segue la giornata, il sole può entrare fino a 1000 km nel paesaggio. Oh no! Sono arrivati tre giocatori! E non sono obbligatori, ma un impegno sportivo o l'attività fisica. Sono i cibi sirt fanno attività al posto. È possibile che tu abbia molta passione o che tu abbia deciso il punto di partenza del sole perché non puoi iniziare la tua giornata con un breve ritorno? In questo caso, 20 grammi di cellulosa rappresentano l'85% del territorio. Saluti e saluti!

Nel corso dei primi quattro anni, l'alfabetizzazione è più significativa nei primi quattro anni: I resti sollevati a due (sembra la base della bicicletta), poi i resti sollevati a due. Il patrimonio culturale si estende fino a 1.500 anni fa: ancora non tantissime, ma siamo ben oltre l'introito calorico di molte altre diete. In realtà, quasi ogni giorno ci sono 1.000 sale, ma solo una o due settimane. Un esempio di un'unità di sorveglianza della natura è un'unità di sorveglianza di 1500 kcal, che è un'introduzione significativa nella natura oltre a quella della natura. Realmente, trasformare una vita in un'altra è un'impresa straordinaria. Lo vorrà finire la giornata durante questi quattro giorni con 20 meritatissimi grammi di cioccolato fondente.

La seconda fase della due settimane è detta fase di manento. Viamente, in questa fase, la perdita di peso non sarà veloce come durante la prima settimana, ma la dima grimenta e la rimessa in forma e in salute proseguir L'olio extravergine dell'oliva viene inviato dalla Ditta Sirt.

Una volta terminata fase di mantenimento dovrai iniziare un'alimentazione sana più a lungo termine, sempre inserendo il più possibile cibi Sirt in ogni tua Non sarai ancora soddisfatto del peso raggiunto, dopo tre mesi potrai ricominciare dall'inizio ma sempre: Una settimana della fase 1, due settimane di connessione, tre mesi di connessione della sera e, infine, la riunione del reso disgiunto. Dieta finita, quando sarai soddisfatto dei risultati, il consiglio è di non buttare tutto alle ortiche, ma proseguire con la alimentazione Sirt sana, prevede Si tratta di inserire nella propria dieta alimenti sani e buoni, consigliati da dietologi e nutrizionisti, che andrebbero consumati in abbondanza per tutta la

A questo punto, immagino ti starai chiedendo quali siano i cibi sosa sia il succo verde di cui abbiamo già parlato poco fa.

Per quanto riguarda l'inizio e la fine, l'elenesto è molto lungo, quindi quando arriverà l'ultimo, l'elenesto sarà distrutto intorno a quello successivo. La loro responsabilità è quella di utilizzarli in altre situazioni, anche se in India sono meno noti. In conclusione, diamo un'idea: saraceno grano, rucola, sedano, zenzero, peperoncino, tè verde, olio extravergine di liva, curcuma, cacao, caffè, vino rosso, fragole, capperi, datteri... Non è male, vero? Questi sono alcuni. Se ne sono una ventina davvero potenti, ma altri meno performanti, ti raccomanderò per le tue ricette: Sarcifì, agrumi, mirtilli, timo... c'è l'imbarazzo della scelta.

È un vero desiderio? In questo caso, si tratta di un vero e proprio concentrato di sirtuine, un sentrifugato verdissimo e gustoso, a base di cavolo riccio, rucola, mela verde, sedano, limone, Dopotutto, non cesserà: È possibile e desiderabile ripararlo, ma non lo faremo. L'unico vantaggio è che è possibile avere una sentrifuga o un estrattore senza che il frullatore sia obbligato a riparare il proprio veicolo. In realtà, se non avessimo questi elettrodomestici, potremmo usare un altro risparmiatore. O, in alternativa, ci sono succhi Sirt in vendita già pronti o in polvere da sciogliere nell'acqua: a me personalmente non piacciono, perché credo che nulla possa sostituire la frutta e la verdura vere, fresche. Sorrattutto quando parliamo di regimi alimentari progettati a puntino come questa dieta, è importante che il cibo ingerito sia di ottima qualità e nel pieno de

Su l'alto, non si tratta di un beverone insopportabile: si tratta di una bevanda rinfrescante e dissetante, e capace di attivare il metabolismo in modo straordinario. Rovala, ne te ne pentirai; non sarà un sacrificio continuare, a pre ararla e a consumarla, nel corso della fase del mantenimento.

In questo modo puoi fare un risparmio sull'ingresso: Lo considero un ottimo aquisto a lungo termine, indipendente da questa dieta. Un'abitudine sana e gustosa è perarsi degli ottimi estratti freschi di frutta e verdura. Una volta iniziato ti garantisco che non spenderai più un euro per quei succhi di fr

Una volta conosciuti quali sono i cibi Sirt da preferire non resterà che sguinzagliare la fantasia e reparare piatti invitanti, ma contemporaneamente bruciagrassi. Riatti che potrai preparai anche per il resto della famiglia, evitando la derrimente situazione del pasto differenziato fra chi è a dieta e chi non è a die Un buon bicchiere di vino rosso fondente 85% di rotrai fino a 20 g di cioccolata.

Oltre a ciò, quale è la cosa che ridurrà la situazione? La dieta sirt è nata grazie ai due nutrizionisti di cui abbiamo parlato all'inizio e originariamente. In Gran Bretagna, era stata consigliata ai frequentat Lo sport, anche praticato con moderazione, aiuterà a velocizzare e fissare la dieta. Come è stato sostituito l'aggressore di Sirt? Il punto di partenza di queste diete e il punto di partenza degli altri è che non hanno bisogno di perdere molta acqua, il che, per quanto riguarda gli sforzi, è molto importante. Ricorda, tu hai avuto una risposta a me: Un ro' di attività fisica, anche solo una passeggiata al giorno, è un'abitudine che andrebbe mantenuta, o introdotta, a prescindere dal proprio peso e dall'età, per Sei poco propenso al movimento, se usi l'automobile anche per attraversare la strada, potresti approfittare del periodo di rimessa in forma per acquisire l Restituisci i risultati e assicurati la salute ottimale: parlo di impegni alla portata davvero di quasi chiunque.

Come affermato in precedenza, la Madonna ha molteplici punti di forza: Un elenco di cibi sani e bruciagrassi fra cui segliere; ampia varietà di elementi; l'insieme degli sconti; L'unico modo per rallentare il metabolismo è bruciare e grassi. I rischi da tutta la famiglia senzare dieta. Nonostante ciò, tutti e tre i gruppi di ipocalorici hanno solo un certo grado di connessione a ciò che è necessario per l'attuazione, sconvolgendo così i nostri tre gruppi di attività. In questo caso, ogni singolo giardino in un unico giardino dovrebbe trasformarsi in un rovescio a livello interno. Inoltre, circa 1.000 salorie al giorno potrebbe provocare sbalzi d'umore, debolezza, affaticamento e talvolta sefalea. Ricorda, però, che è un sacrificio di soli tre giorni, per dare lo sprint iniziale, e tutti i nutrizionisti concordano sul fatto che non sono tre soli giorni di di I roblemi rotrebbero sorgere, desiderando perdere tanti chili e molto in fretta, se per esempio allungassi la prima fase. Ma la dottrina Sirt non è l'unica: È un bel posto per andare, ma devi andare bene per molto tempo. Quindi, il mio consiglio è: Unisciti alla programmazione, svolgi l'attività con l'attenzione, evita i salti e i colpi di frusta, assicurati che i risultati siano ottimali!

Ovviamente i miei consigli devono essere seguiti da persone in salute, senza carenze nutrizionali, non denutrite. Diete restrittive devono essere evitate assolutamente da bambini, adolescenti, anziani e donne in gravidanza. In questo caso, il mio desiderio è rivolgersi an un regime alimentare personalizzato di rivolgersi.

Ad ogni modo, anche sei un uomo o una donna in salute, ti consiglio di chiedere un parere al tuo dottore o dottoressa di fiducia, perche potresti non averci pensat

Ricapitolando:

La dieta Sirt prevede due fasi, una più sprint e una di mantenimento, i tutto della durata complessiva di tre settimane; Doro queste due fasi, si può continuare un'alimentazione, sana che preveda molti cibi sirt e, ancora insoddisfatti del peso raggiunto, ricominciare il ciclo

La dieta Sirt non è una questione di calorie, ma di cibi inseriti nella dieta, anche la prima fase ha un numero piuttosto standard di calorie;

Nella direzione di Sirt, non sono dei sibi vietati, bensì dei sibi permessi, sibi sei incoraggiato a consumare a ogni pasto;

Finita la dieta, il consiglio che mi sento di darti è di mantenere la sana abitudine di inserire dei cibi Sirt nella tua dieta regolare e di fare sport.

Lenticchie Rosse, Spinaci E Cipolla Rossa Con Grano Saraceno

Ingredienti:

- 160 g di lenticchie rosse
- 400 ml di latte di cocco
- 200 ml di acqua fresca
- 100 g di spinaci
- 160 g di grano saraceno
- 1 cucchiaio di olio extravergine di oliva
- 1 cipolla rossa tagliata a fette
- 3 spicchi di aglio tritato
- 2 cucchiai di zenzero
- 1 peperoncino rosso
- 2 cucchiai di curcuma

Metodi per la preparazione: Prendere una padella e aggiungere l'olio extravergine di oliva e la cipolla rossa dentro. Con il coperchio, cuoci per circa cinque minuti o fino a quando la cipolla non diventa molle.

Ora aggiungi il peperoncino, lo zenzero, l'aglio tritato e continua a cuocere per un altro paio di minuti.

Aggiungere un cucchiaio di acqua fresca e la curcuma e proseguire la cottura per un altro minuto.

Ora aggiungi il latte di cocco, le lenticchie e l'acqua fresca rimanente. Con un cucchiaio in legno, mescola bene tutto. Quindi, cuoci per circa venti minuti con il coperchio e a fuoco basso. Se il composto inizia ad attaccarsi al fondo della padella, aggiungi dell'acqua gradualmente e continua a mescolare.

Dopo venti minuti, aggiungi gli spinaci e continua a cuocere per altri due minuti.

Quando mancano quindici minuti alla cottura del composto, riempila una padella d'acqua e porta an ebollizione. Quindi, cuoci il grano saraceno. Una volta che il grano saraceno è pronto, mettilo in un piatto con il composto e servilo. Il tuo piatto è qui e sei pronto!

Benefici Dieta Sirt

Come avrete visto nei capitoli precedenti, la dieta sirt ha molti vantaggi per il corpo. Il primo è che consente di perdere peso diminuendo la massa grassa piuttosto che quella muscolare (il che significa preservare la tonicità), e i polifenoli contribuiscono allo sviluppo di questo processo attraverso l'azione delle sirtuine.

L'attivazione genica aiuta a bruciare il grasso che è difficile da eliminare con altre diete. La cosa migliore di tutto questo è che si dimagrisce mangiando senza rinunce significative.

Inoltre, dovresti tenere presente che i cibi che fanno parte della dieta Sirt non sono né rari né costosi, anzi, sono ampiamente utilizzati: Molte volte li avete mangiati senza sapere che possono avere un effetto straordinario.

Il consumo di carne e latticini non è vietato da questa dieta. Tuttavia, per facilitare il processo alla base della dieta, si consiglia di integrare questi alimenti con i sirt food.

La dieta Sirt è equilibrata perché fornisce al nostro organismo tutto ciò di cui ha bisogno. Le ricette o le indicazioni per combinare diversi alimenti sono facili da seguire e accessibili anche a coloro che non sono molto esperti in cucina.

Non dimenticare l'elemento sociale cruciale: In quanto gli alimenti sirt fanno parte della nostra vita quotidiana, questo tipo di dieta non sconvolgerà la vita familiare. Potremmo anche permeterci di andare a cena con gli amici senza essere etichettati come "Sono a dieta".

Il cioccolato è ancora possibile mangiare nonostante la dieta. Sebbene sia necessario prestare attenzione alle quantità, la dieta Sirt non impedisce di perdere peso e questo fattore psicologico non dovrebbe essere sottovalutato.

Per coloro che hanno seguito questo piano alimentare, è stato chiaro che i risultati sono duraturi e non causano gli effetti yo-yo tipici di molte diete.

Cosa significa "effetto yo-yo"?

È una conseguenza negativa per il ritorno al peso forma, poiché il nostro corpo ha memoria e rendere più difficile perdere i chili che abbiamo rimosso.

Inoltre, questa dieta ha un effetto detox e previene lo spettro di molte malattie neurodegenerative, mantenendoci in forma: evita i pericolosi radicali liberi che causano la nostra invecchiamento.

È un regime dietetico che è stato approvato sia dai medici che dai nutrizionisti. Non è una moda come molte persone pensano, ma è uno stile di vita sano con risultati evidenti.

La relazione tra alimentazione e salute è un concetto che viene spesso ignorato: Molti alimenti migliorano il metabolismo e ci fanno sentire meglio, mentre altri ci appesantiscono. Tuttavia, non dobbiamo mai trattare il nostro corpo come se fosse una pattumiera perché le cattive abitudini si faranno sentire a lungo andare.

Un'alimentazione sana si distingue per un bilancio equilibrato dei diversi nutrienti in modo che possano fornire al nostro corpo l'energia necessaria.

Ricette Colazione

Ingredienti

- 20 gr di semi di zucca
- 20 gr di fave di cacao
- Un cucchiaino di miele/sciroppo d'acero
- Un cucchiaio di olio di cocco
- ½ cucchiaino di sale
- 20 gr di semi di Chia
- 160 gr di fiocchi d'avena
- 20 gr di mandorle tritate
- 20 gr di noci
- 20 gr di cocco essiccato
- 50 gr di bacche di Goji
- 20 gr di semi di lino

Preparazione

Metti tutti gli ingredienti in una ciotola e aggiungi olio e miele per emulsionarli. Dopo aver mescolato tutti gli ingredienti, stendete l'impasto su una teglia e infornate per circa un'ora a 120/130°. Poiché il muesli si è raffreddato, potete tagliarlo a cubotti e conservarlo per la colazione.

Quali Alimenti Non Dovresti Mangiare E Quali Dovresti Evitare?

Non consumare cibo lavorato o confezionato perché contiene probabilmente additivi, conservanti e sostanze chimiche. Tuttavia, questo non significa che non dovresti mangiare nulla. Non solo è consentito consumare quanto segue, ma è anche raccomandato...

una grande quantità di frutta e verdura fresca, nonché noci e semi senza colesterolo. Anche okra, carciofi, cavolfiori, tutte le varietà di lattuga e la maggior parte delle varietà di erbe sono accettabili. La lista è davvero lunghissima!

Potresti non amare alcuni alimenti; Questo è sia normale che naturale. Il tuo organismo può sentirsi male per un numero infinito di motivi. Potresti avere un'allergia alimentare o un'intolleranza ai latticini. Le allergie come l'intolleranza al lattosio sono molto comuni e possono causare gas e gonfiore nella digestione.

A seconda del tuo metabolismo, gli amidi come riso, pane e pasta possono essere proibitivi, ma dovresti mangiarli in porzioni piccole. Potresti scoprire che causano un aumento rapido del glucosio nel sangue. Di conseguenza, è consigliabile evitare di consumare questi alimenti durante i pasti. Dovrebbero essere consumati come spuntini nella prima serata o nel tardo pomeriggio.

È fondamentale ricordare che l'alcol può essere consumato, ma solo in quantità moderate. Un paio di birre o una bottiglia di vino alla settimana non dovrebbe essere un problema.

La dieta SIRT è una dieta semplice che si concentra sul consumo di alimenti di alta qualità, ovvero organici e naturali, piuttosto che alimenti elaborati o confezionati con sostanze chimiche. Si tratta di concentrarsi sulla densità dei nutrienti e di ridurre il consumo di calorie mantenendo un alto livello di proteine. Ciò significa che consumerai meno calorie, ma sarà più efficace rispetto ad altre diete, come diete ipocaloriche, diete a basso contenuto di carboidrati, digiuno intermittente e dieta paleo.

Inizialmente, la dieta SIRT può sembrare impegnativa. Tuttavia, con un po' di consuetudini, sarai sorpreso di quanto velocemente il tuo corpo si adatterà. Ti sentirai bene e avrai più energia che mai dopo che il tuo corpo si sarà abituato ai cambiamenti della dieta.

Cos'è La Dieta Sirt?

La dieta SIRT è consigliata a coloro che hanno affrontato o stanno affrontando problemi di salute. La parola latina "SIRT" significa "vita". Questo tipo di dieta è basato sull'idea che può aiutarti a vivere una vita sana anche se stai affrontando alcune difficoltà. Si basa principalmente su verdure e frutta ricche di vitamina C.

La limitazione del consumo di questi alimenti è un fattore importante della dieta SIRT, a differenza delle diete tradizionali, che normalmente includono alimenti come pasta, pane, patate, riso e carni lavorate. Si possono mettere insieme cetrioli, fragole e banane. Le persone che seguono la dieta SIRT consigliano queste combinazioni alimentari perché pensano che migliorino la loro salute generale.

Paavo Airola è stato l'inventore della dieta SIRT alla metà del 1800. Credeva che una delle maggiori cause di cattiva salute fosse la mancanza di ossigeno nel corpo, che pensava potesse causare anemia, affaticamento, cancro e reumatismi. Inoltre, ha affermato che è possibile migliorare naturalmente la circolazione del sangue con un maggiore consumo di vitamina C.

Benefici

L'adozione di una dieta SIRT ha molti vantaggi, come un aumento dei livelli di energia, una migliore qualità del sonno, una migliore funzione cardiovascolare e una maggiore protezione contro il diabete e le malattie cardiache.

Gli Alimenti Ideali per la Dieta Sirt

Assicurati di ottenere il massimo dalla tua dieta con una dieta SIRT. In altre parole, dovremmo concentrarci sugli alimenti che riducono l'infiammazione, proteggono dal cancro e promuovono un invecchiamento sano.

Di seguito è riportato un elenco degli alimenti consigliati per una dieta SIRT, insieme alle loro vantaggi. È possibile visualizzare quali alimenti sono ricchi di polifenoli e quali sono privi di polifenoli. È importante ricordare che il contenuto di polifenoli in un alimento può variare e dipende da una serie di fattori.

Tè Verde: molti studi hanno dimostrato che il tè verde sia benefico per la nostra salute. Il suo alto contenuto di polifenoli è ritenuto la causa di questi benefici. Secondo uno studio, bere tre tazze di tè verde al giorno può ridurre del 18% il rischio di cancro al seno nelle donne. Un altro studio ha scoperto che il consumo di tè verde ha aumentato la durata della vita dei topi e ha ridotto di circa il 35% il rischio di cancro, malattie cardiache, ictus e morbo di Alzheimer.

Vino Rosso: i polifenoli, tra cui il resveratrolo, migliorano la salute del cuore. È stato anche dimostrato che protegge dal cancro e dal morbo di Alzheimer.

Mirtilli: generalmente ricchi di antiossidanti, i mirtilli non sono un alimento ricco di polifenoli. Secondo alcuni studi, consumare alimenti ricchi di antiossidanti riduce il rischio di degenerazione maculare legata all'età.

Cacao: il cacao è un potente antiossidante che può alleviare le infiammazioni. Inoltre, contiene melatonina, che può aiutare a dormire meglio e ridurre il rischio di cancro.

Olive: le olive sono ricche di potenti antiossidanti e polifenoli. Inoltre, possono migliorare la salute cardiovascolare e ridurre il rischio di malattia cardiaca.

Rosmarino: le proprietà antiossidanti potenti del rosmarino possono proteggere dai danni dei radicali liberi, o molecole ossidanti. L'estratto di rosmarino è stato dimostrato per fermare la proliferazione delle cellule del cancro al seno nei topi e per controllare il diabete nei ratti aumentando la sensibilità all'insulina.

Pistacchi: i pistacchi contengono una grande quantità di antiossidanti, tra cui i polifenoli. Un recente studio ha scoperto che mangiare 60 grammi di pistacchi al giorno per un mese migliorava la salute del cuore e dei vasi sanguigni per gli uomini.

Il cacao amaro, ricco di polifenoli e antiossidanti, ha dimostrato di migliorare le funzioni cognitive negli adulti più anziani. Inoltre, riduce il livello di cortisolo, un fattore che contribuisce allo stress.

Pomodori: i pomodori sono ricchi di licopene, un carotenoide che funge da antiossidante per proteggere le cellule dai danni causati dai radicali liberi. È stato dimostrato che riducono anche il rischio di malattie cardiovascolari e ictus. Studi dimostrano che la cottura o la cottura può aumentare queste proprietà antiossidanti.

L'olio di semi di lino sembra abbassare il colesterolo e ridurre le infiammazioni nel corpo, due dei principali fattori che contribuiscono alle malattie cardiache.

Olio d'oliva: l'olio d'oliva contiene una grande quantità di polifenoli, che migliorano la salute cardiovascolare e proteggono i cuori dai disturbi cardiovascolari. Contiene anche acido oleico, che può anche aiutare a ridurre i livelli di colesterolo nel sangue.

Noci: le noci contengono una grande quantità di polifenoli che possono migliorare la salute del cuore, la funzione cerebrale e la memoria. Possono ridurre il colesterolo se consumati da soli o insieme ad altre noci. Inoltre, contengono acido alfa-linolenico, che è considerato utile per ridurre la pressione sanguigna e il rischio di ictus.

Cannella: la cinnamaldeide, un potente antiossidante, è presente nella cannella. Può combattere l'infiammazione nel corpo e proteggere contro il diabete e l'obesità.

La curcuma ha proprietà antinfiammatorie potenti che possono proteggere dalle malattie cardiache e migliorare la salute cardiovascolare riducendo i lipidi (grassi) nel sangue e aumentando i livelli di colesterolo buono (HDL).

Germogli Di Mungo In Insalata

Ingredienti:

- 3 tazze di verdure miste
- 2 tazze di fagioli mungo, germogliati
- 2 tazze di germogli di trifoglio
- 2 tazze di pomodori, tritati
- 2 tazze di cetriolo, tritato

Per il condimento:

- 1 avocado, snocciolato, sbucciato e tritato grossolanamente
- 1 cetriolo, tritato grossolanamente
- 1 cucchiaio di cumino, macinato
- 1 tazza di aneto, tritato
- 4 cucchiai di succo di limone

Procedimento:

Con due tazze di cetrioli, verdure, trifoglio e germogli mungo, mescola i pomodori in un'insalatiera.

Con un frullatore, mescolare l'aneto, il succo di limone, un cetriolo e l'avocado. Dopo aver frullato molto bene, aggiungi l'insalata e mescola bene.

Potresti servirlo come snack.

La Dieta Sirt E Le Sue Origini Mediche E Scientifiche

Come funziona la dieta Sirt?

Come puoi determinare se si adatterà al tuo stile di vita e se sarà utile per raggiungere i tuoi obiettivi di dimagrimento?

Come possiamo promuovere un regime alimentare sano senza cadere nelle complicate trappole di diete malsane quasi "inventate" che promettono grandi risultati in cambio di severe rinunce? Evitare di avvelenare il vostro corpo con diete improvvisate che non hanno supporto scientifico: Sempre mantenere la salute!

Queste, e molte altre domande, rimangono nelle menti di coloro che cercano di entrare nel vasto mondo delle diete. Inevitabilmente, le opinioni contrastanti, gli articoli su Internet provenienti da fonti poco affidabili e i collegamenti a siti Web che promuovono la "dieta miracolosa" di questo secolo scompaiono.

Tuttavia, fino a che punto è affidabile affidarsi a noi? Saresti disposto a mettere a repentaglio la tua salute fisica e mentale per ottenere un aspetto più snello? È mia speranza che la risposta sia negativa.

Fino a qualche anno fa, le diete popolari erano ampiamente testate e limitavano la varietà di opzioni, ora si sta verificando un fenomeno del tutto nuovo.

È noto che un gran numero di studiosi del campo sta sperimentando nuovi regimi alimentari che migliorano il metabolismo, il benessere cellulare e, naturalmente, rallentano lo smaltimento accelerato di grasso inutile. Questi regimi stanno ovviamente ricevendo l'approvazione cliniche necessaria. Nonostante l'ampia concorrenza, la dieta Sirt guadagna ogni anno il primato come "dieta più seguita e praticata" perché i suoi risultati sono strabilianti, motivanti e forniscono effettivamente benefici all'intero corpo.

Pertanto, la dieta Sirt, nota anche come la "dieta del gene magro", è un regime dietetico specifico approvato e garantito da nutrizionisti e medici in tutto il mondo. Le sue origini sono oggetto di approfonditi studi: ovvero, un gruppo di geni che è stato scoperto di recente.

Come saprete, ci sono principalmente due metodi per perdere peso: un aumento dell'impegno fisico che, se eseguito regolarmente, aiuta il corpo a bruciare i grassi in eccesso e accelerare il metabolismo; o come possiamo dimenticare l'obbligo del digiuno? (Anche se è difficile integrarla nella vita quotidiana, garantisce un ottimo risultato in termini di peso, ma devi accettare alcune limitazioni, come gli sbalzi di peso).

La dieta Sirt stravolge questo concetto comune e conferma i risultati annunciati: puoi perdere peso drasticamente senza dover fare sedute in palestra lunghe e sfiancanti!

I due nutrizionisti inglesi affermano che due fattori principali influenzano le sirtuine, i geni primari che questa dieta stimola. esercizio fisico e dieta. Come sarebbe stato se avessero scoperto alimenti naturali che aumentano la produzione di sirtuine senza dover necessariamente fare sport (che, ovviamente, è consigliato indipendentemente dalla dieta di praticare con costanza!) o rimanere a digiuno per un lungo periodo di tempo?

Aidan Goggins e Glen Matten hanno trovato i cibi Sirt in quel particolare periodo storico. È grazie alle loro caratteristiche che sono in grado di replicare i medesimi effetti del digiuno e dello sport nell'organismo umano senza doverli necessariamente praticare.

I Presupposti Della Ricerca

Prima di entrare nel dettaglio di come funziona e come funziona scientificamente la dieta Sirt, sarà necessario fare un passo indietro. In effetti, è necessario riportare questo regime alimentare ai risultati precedenti della ricerca scientifica.

Nella presente situazione, ci riferiamo alla scoperta delle caratteristiche di una particolare proteina nota come Sir2 o Sirtuine.

La ricerca su una piccola proteina è stata condotta per le sue capacità di regolare i geni, ma questa scoperta mette in imbarazzo i ricercatori.

Le cellule di lievito furono utilizzate per produrre la cellula in questione. È stato scoperto che tali cellule prodotte attraverso il lidvito avevano una durata di vita del trenta per cento superiore a quella tipica. un valore molto superiore ai dati previsti. Naturalmente, questo fatto non è stato ignorato, ed è per questo che le Sirtuine sono ora al centro dell'attenzione per scoprire le loro funzioni.

A questo punto, sarebbe inutile entrare nel dettaglio dell'analisi scientifica e nel percorso che seguirà l'analisi.

Sarà molto più ragionevole concentrarsi sui risultati raggiunti.

Per cominciare, le nostre cellule producono sette diverse sirtuine (SIRT1 - SIRT7) che sono utilizzate per svolgere molteplici funzioni nel nostro organismo.

Sono in grado di controllare la trascrizione dei geni e modificare gli istoni.

Sono collegati a proteine nel citoplasma e nei mitocondri e controllano processi che includono il metabolismo e la neurodegenerazione.

Eliminare i gruppi acetilici

Restituiscono gruppi lipidi, sono correlati all'invecchiamento, controllano l'immunità, regolano l'insulina e sono correlati alla protezione contro i tumori.

Inoltre, quanto maggiori sono i problemi causati da alimenti non sani, uno stile di vita alterato e cattive abitudini come l'eccesso di alcol o fumo, quanto più intensamente funzionano le sirtuine, che sono sentinelle dell'invecchiamento.

In che modo questo duro lavoro con l'aumentare dell'età ostacola tali proteine? Presto comunicato.

La sirtuina regola i geni nei mammiferi che non devono attivarsi ed aiuta a mantenerli in sospensione. Tuttavia, per i motivi indicati precedentemente, le sirtuine entrano in azione quando si crea un danno nel DNA, dando la priorità a questo danno. Ovviamente, il loro ruolo di sentinelle viene meno se le sirtuine sono impegnate a riparare tale danno.

Nella maggior parte dei casi, sono in grado di svolgere entrambi i compiti in modo alternato, ma mano a mano che l'età avanza e i danni al DNA diventano più comuni, tali proteine perdono troppo spesso la loro posizione di controllo.

A questo punto è chiaro che le sirtuine hanno un ruolo fondamentale nel nostro organismo. Per capire come si muovano in modo ampio, basta guardare l'elenco sopra indicato.

Quindi, anche a chi non conosce la scienza, sorgono alcune domande spontanee.

È possibile massimizzare l'impatto?

Come posso incoraggiarle?

Cosa posso fare per evitare di compromettere il loro ruolo?

Ovviamente, le domande di questo tipo possono essere poste anche dagli scienziati a maggior ragione.

Questo è il motivo per cui, a seguito delle scoperte sui benefici della sirtuine, è iniziata una ricerca volta a trovare sostanze in grado di migliorare il suo funzionamento.

Inoltre, questo è il primo risultato.

Inoltre, è proprio a questo punto che inizia effettivamente la narrazione del nostro libro.

Se avete già provato a seguire questa dieta in modo superficiale, ne avrete sicuramente sentito parlare. resveratrolo

Che cos'è il resveratrolo? Il resveratrolo è un polifenolo naturale trovato in alcuni frutti, in particolare nella buccia dell'uva e successivamente nel vino rosso.

Il fatto che la struttura Sirt contenente resveratrolo sia in grado di pontenziare l'azione enzimatica significa che le proteine sono le principali protagoniste di questo libro.

Ovviamente, la scoperta di una sostanza ha spinto le ricerche e ci ha permesso di scoprire gradualmente tutti gli alimenti che contengono sostanze in grado di stimolare tale proteina.

Gli ingredienti che da questo momento in poi chiameremo sirtfood sono alla base di questo percorso alimentare che mira an aiutare l'organismo a raggiungere una serie di obiettivi in modo sano ed efficace piuttosto che semplicemente perdere peso.

Nelle pagine seguenti esamineremo in dettaglio i seguenti argomenti:

La dieta sirt contiene queste proteine.

I risultati della ricerca scientifica

Quali cibi contengono sirtuine?

In alcuni luoghi del mondo, questa dieta è già parzialmente praticata in modo inconsapevole.

Come funziona un piano di dieta sirt tipico.

Consigli per iniziare.

Come fare sport per migliorare il risultato

Un piano alimentare per facilitarne l'esecuzione.Ricette per evitare di perdere idee.

Origini Della Dieta Sirt

Dopo aver capito cosa sono le sirtuine, andiamo un po' più nel dettaglio.

Per iniziare a parlare della dieta sirt, è opportuno tornare indietro di qualche anno e passare al KX.

Per chi non lo sapesse, la KX è una delle palestre più cool del quartiere di Chelsea.

Due nutrizionisti, già impegnati in Irlanda e nel Regno Unito, iniziarono a studiare gli effetti delle sirtuine su un gruppo di persone iscritte in questa palestra, combinando l'attività fisica con un regime alimentare incentrato sui sirtfood. Aidan Goggins e Glen Matten sono i due medici coinvolti.

Circa 40 volontari hanno partecipato allo studio.

Lasciamo alle loro parole la possibilità di discutere i risultati ottenuti.

"Quando si dimagrisce, di solito si perde non solo grasso, ma anche muscoli: Ciò si verifica quasi in ogni dieta. Potete essere certi che almeno 900 grammi di muscoli saranno persi da qualcuno che perde 3,2 chili in una settimana mantenendo una dieta normale. Siamo rimasti senza parole quando abbiamo scoperto che la nostra dieta aveva un impatto negativo: Non solo la massa muscolare non era diminuita, ma era aumentata di circa 900 grammi in media.

In poche parole, questi alimenti includono:

Imparano a consumare grassi

Incoraggiano la crescita e la riparazione dei muscoli.

Anche quando sei a riposo, bruciate più energia quando hai più muscoli. Invece, quando dimagrite, perdete grasso e quindi il vostro metabolismo rallenta.

Gli alimenti Sirt bruciano i grassi, aumentano la massa muscolare e migliorano la salute generale, come dimostrano le ricerche presentate nell'introduzione di questo libro.

È fondamentale sottolineare una componente chiave di questo regime alimentare.

Per raggiungere questo obiettivo, dobbiamo iniziare con una premessa essenziale: ogni singolo pezzo che scrivo è una battaglia personale che penso debba essere radicata nelle nostre menti.

Molte diete che promettono di perdere peso rapidamente non tengono conto del fatto che il nostro corpo non è solo progettato per dimagrire. Per prima cosa, è per il benessere. Una dieta estrema non sempre aiuta a perdere peso.

Quando decidiamo di intraprendere un regime dietetico, questa regola non scritta è la prima cosa che dovremmo considerare.

Ho i dati necessari per valutare se questa dieta è in grado di mantenere sia la mia salute fisica che la dichiarata perdita di peso?

Ho la predisposizione mentale a non legarmi an un regime alimentare come an una religione, ma piuttosto a dare priorità alla mia tranquillità prima di tutto?

Voler bene a noi stessi non è un risultato della perdita di peso. È esattamente ciò che dovrebbe spingerci a perseguire risultati in termini di salute e fitness. E ripeto. In termini di salute e attività fisica. Entrambe. Collegate. È essenziale!

Non diamo mai la precedenza alla ricerca della forma fisica penalizzando la salute, e restiamo determinati a seguire entrambi i sentieri, strettamente collegati l'uno all'altro.

Per cominciare, quali sono stati i risultati del test KX e cosa possiamo fare?

Nei capitoli successivi parleremo di questo argomento in dettaglio. Per il momento, è noto che gli studi scientifici hanno scoperto che l'assunzione di sirtfood può attivare le sirtuine, che aiutano sia nella gestione e nella depurazione dell'organismo che nella perdita di peso.

Questo tassello è fondamentale per continuare a leggere questo libro con tranquillità, imparare qualcosa di volta in volta e fare le proprie valutazioni su

se intraprendere o meno questo tipo di percorso alimentare.
La dieta del sirt

È ora anche per te di cambiare la tua vita e iniziare una dieta. Per cominciare, vorrei esprimere i miei più sinceri complimenti per la tua decisione di affrontare seriamente la questione: rompere il ghiaccio non è un'impresa semplice, e il primo movimento richiede il maggior grado di coraggio di tutti. Vorrei informarti che presto tutto sarà risolto, ma purtroppo non posso: Sebbene il percorso sia impegnativo e impegnativo, il mio obiettivo è quello di aiutarti al meglio an iniziare la dieta Sirt in modo efficace e con il minor impegno possibile per ottenere i risultati desiderati.

Sappi tuttavia che la dieta Sirt è completamente diversa da qualsiasi altra dieta e rende più facile seguirla perché aggiunge alimenti invece di toglierli. In effetti, l'obiettivo di questo metodo è inserire nell'organismo cibi in grado di stimolare il metabolismo e attivare quello che gli ideatori chiamano "il gene magro". I nutrizionisti Goggins e Matten sostengono che il corpo dovrebbe ricevere quotidianamente le "sirtuine", una particolare proteina che ha lo stesso effetto del digiuno, ma senza soffrire tutti gli effetti negativi del non mangiare.

Il programma utilizza una dieta graduale che dura tre settimane ed utilizza venti alimenti fondamentali chiamati Sirtfood, che riducono le calorie e i carboidrati ma forniscono anche la sirtuina necessaria ogni giorno. Ti parleremo di questi cibi Sirt in dettaglio più avanti, ma per ora ti posso dire che parliamo di alimenti accessibili e economici che probabilmente hai già a portata di mano e che, soprattutto, sono buoni! Qualche dettaglio? Caffè, peperoncino, cioccolato e anche vino rosso!

Prima di entrare nel dettaglio della dieta Sirt, vorrei iniziare dalle basi e spiegarti perché è fondamentale iniziare una dieta, quando e come funziona. Solo in questo modo sarai in grado di utilizzare pienamente tutte le informazioni contenute in questo libro e di trasformarti completamente!

Perché Dovresti Iniziare Una Dieta?

Sebbene ci siano molteplici circostanze che possano influenzare la decisione di intraprendere una dieta, le motivazioni fondamentali possono essere suddivise in due macrogruppi: perdere qualche chiletto per raggiungere un obiettivo a breve o medio termine o dare una vera svolta alla propria vita.

Il desiderio di sposarsi in modo perfetto nel vestito del matrimonio o di fare bella figura in spiaggia con il nuovo costume è una cosa, ma il desiderio di fermarsi e chiudere la storia con anni di squilibrio alimentare, sovrappeso e obesità. Nei primi casi, stringere un po' la cinghia per ottimizzare una silhouette già stabile e sana, ma rimettersi completamente in forma per perdere i chili di troppo seguendo uno stile di vita controllato e sano non è più solo una questione di miglioramento estetico ma anche di salute fisica e mentale se non, a volte, una vera e propria necessità.

L'aspettativa di vita e la qualità della vita di una persona obesa sono molto più basse rispetto a quella di un individuo in peso forma, quindi l'obesità è ormai considerata una vera e propria malattia, addirittura una malattia cronica nei casi più gravi. Gli individui in sovrappeso hanno in media 2-3 anni di vita in meno, mentre le persone obese hanno anche 8-9 anni in meno! Il Ministero della Salute afferma inoltre che l'obesità e il sovrappeso sono le principali cause di altre malattie come il diabete di tipo 2, la cardiopatia ischemica e alcuni tipi di tumore. Inoltre, ho già discusso tutte le questioni relative alla pressione alta, al colesterolo nel sangue, ai problemi respiratori e alle articolazioni?

A tutto questo, devi anche aggiungere gli effetti psicologici che derivano da una forma fisica inadeguata: Per un momento, entriamo in un mondo in cui l'accettazione sociale non è subordinata all'estetica e pensiamo a quanto sia più difficile affrontare le sfide che accompagnano la quotidiana assunzione di peso.

Cura di te stesso!

Dopo aver fatto la somma di tutti questi elementi, l'idea alla base di ogni risposta alla domanda iniziale viene da sola: prendersi cura di sé! Questa è la principale motivazione che dovrebbe spingerci a sederci e a scegliere una dieta che si adatta al nostro corpo, alle nostre aspirazioni e alle nostre priorità.

Se ti fermi a guardare i tuoi vecchi pantaloni scivolare sui fianchi, non andrai molto lontano. Certo, è uno dei migliori momenti per raggiungere i tuoi obiettivi dopo i primi duri tempi di una dieta, ma non basta per vedere tutte le vantaggi di uno stile di vita sano.

Benefici fisici, come una vita più lunga, un cuore più forte, un'ossatura più durevole, una fertilità aumentata, una resistenza muscolare maggiore, una possibilità più facile di trovare vestiti adatti, ma anche benefici psicologici, come un'autostima maggiore, meno paura di non essere accettati, la tranquillità di mostrare al mondo il modo in cui vogliamo essere visti e la tranquillità di farsi vedere il mondo in modo diverso.

Quando è il momento di iniziare la dieta?

Adesso!

Sebbene questa risposta possa sembrare banale e scontata, è esattamente il momento giusto per iniziare una dieta. Non te lo dico semplicemente perché sono appassionato del motto "carpe diem": Devi sfruttare la scintilla che hai ora, che ti ha portato a leggere fino a questo punto, e trasformarla in un fuoco ardente. Se perdi tempo, perdi la motivazione e inizi la dieta, diventerà un progetto "poi lo faccio" che inizierai lunedì, ma non è chiaro l'anno.

Non nasconderti nell'attesa del "momento giusto" perché non esistono stagioni o giorni migliori per seguire una dieta sicura; la forza della tua determinazione e la tua voglia di cambiare la tua vita sono l'unica cosa che conta.

Metti da parte anche la frase "finisco questo e poi inizio", dove "questo" si riferisce alla scorta di cibi poco sani che tutti abbiamo in dispensa e nel frigorifero: È un circolo vizioso in cui si cade senza nemmeno accorgersene. Vorrei iniziare tutto da zero e ci vorrebbe almeno una settimana per farlo: Seguendo un percorso ad incastri basato su ciò che già hai in casa, quella settimana avrai comprato altri alimenti che non sono compatibili con la tua dieta.

Se hai ancora dubbi, puoi calcolare il tuo BMI per determinare se e quando iniziare la dieta. Se non ne hai mai sentito parlare, ti posso dire che il indice di massa corporea (BMI) è uno dei più comuni (e veloci) strumenti diagnostici che abbiamo a disposizione per valutare il peso di una persona e determinare se è sottopeso, normopeso, sovrappeso o obeso di primo, secondo o terzo grado. In che modo funziona? Per prima cosa, è necessario pesare. Tutti hanno un range di peso che considerano "fattibile" e non vogliono andare oltre, ma spesso siamo un po' indulgenti con noi stessi, quindi vediamo con precisione cosa fare con i numeri così odiati della bilancia.

È peggio di quanto avevi previsto? Non preoccuparti; sei ancora in tempo per iniziare la dieta e ora sai anche il tuo obiettivo preciso. Ovviamente, il calcolo del BMI è un metodo rapido ma non molto preciso: Questo schema non prende in considerazione molte varianti, come il sesso, la struttura ossea o l'età.

Per ora, prenota un appuntamento con un nutrizionista o un esperto del settore: È fondamentale conoscere il proprio stato di salute iniziale quando si inizia una dieta per evitare di finire peggio mentre si cercava di migliorare la propria salute.

Fai le analisi principali per vedere se i tuoi valori sono in linea con la media; questo ti aiuterà a determinare se usare integratori specifici per diete privative o prevedere il digiuno; Inoltre, per evitare spiacevoli sorprese in caso di diete che consigliano un determinato range di alimenti, verifica se hai allergie specifiche.

Ricorda che non siamo tutti uguali e per questo reagiamo allo stesso modo agli stimoli in diversi modi: Avrai bisogno di concentrarti esclusivamente sulla tua dieta, non su altri problemi di salute, poiché prevenire è meglio che curare.

Come iniziare a seguire una dieta?

È possibile che tu abbia già iniziato a seguire le indicazioni del libro sulla dieta che ritieni sia il metodo più efficace per te. Inoltre, potresti aver già esaminato le spese da fare e registrato la lista delle cose che devi fare. Mi dispiace dirti, ma questo non è affatto sufficiente. O meglio, è sufficiente se vuoi semplicemente iniziare una dieta, ma se vuoi davvero ottenere i risultati del tuo lavoro, devi essere preparato sia fisicamente che mentalmente.

Siamo sulla strada sbagliata se pensi di fare un digiuno per i primi due o tre giorni e accontentarti di perdere quei chili per poi tornare allo stile che avevi prima. È necessario essere pazienti per vedere i frutti nascere e maturare: Non sarà facile o veloce, soprattutto se hai intenzione di perdere più peso. Pertanto, quando decidi di seguire una nuova dieta, è fondamentale avere un mindset positivo e impegnato nell'obiettivo per evitare di cadere nella trappola del prendere e perdere chili.

Scopri questo modo di pensare prima di iniziare la dieta, mantenerlo per tutto il tempo necessario per raggiungere il tuo obiettivo e poi fallo nella tua vita quotidiana, in modo che i tuoi sforzi per perdere peso non siano stati vani!

Quali sono le caratteristiche di un approccio di successo?

Mangia per fornire nutrizione al tuo corpo. Il rapporto con il cibo è spesso più di una questione meccanica che alimenta il corpo e dà energia per affrontare la giornata. Sebbene il nostro amore per determinati ingredienti ci porti spesso a peccati di gola, questo non è il rischio reale. Il problema è che spesso mangiamo solo per soddisfare i nostri bisogni mentali e non ci rendiamo conto di ciò: Magari sfoghiamo la rabbia mangiando, consumiamo gelato per alleviare il dolore o sgranocchiamo cibo spazzatura quando siamo annoiati. Prima di iniziare, prendi un po' di tempo per esaminare le tue abitudini e scoprire se frequentemente accompagni inconsciamente il cibo. Ciò potrebbe essere dovuto an uno schema mentale che ti fa pensare che i film sono solo popcorn e cola. Dista le tue attività dal mangiare e sostituisci il cibo con qualcosa di più sano. Per quanto riguarda i comportamenti malsani, se scopri di avere un problema con il rapporto con il cibo, chiedi aiuto. Un amico può sostenerti moralmente, mentre un professionista può identificare tutti gli schemi sbagliati e tracciare il percorso successivo.

Scopri come evitare i peccati di gola mangiando alimenti sani. È normale cedere alle tentazioni, siamo esseri umani e viviamo in un mondo che promuove la cucina (particolarmente in Italia!) e le sue bontà. Certo, se è uno strappo alla regola, non è la fine del mondo. Ma solo se è uno strappo, non la regola. Spostare la propria acquolina verso alimenti sani e da mangiare senza sentirsi in colpa è la cosa migliore da fare. In particolare durante questa dieta, scoprirai che non solo il grasso è benefico: Il cioccolato su una barretta di caramello non è una buona idea. Tuttavia, se è extra fondente, funziona bene. Sebbene la birra sia un oro liquido, il vino rosso è ugualmente buono. Ci sono molte altre ricette, sia dolci che salate, che fanno uso di verdure, frutta e alimenti sani e sono molto gustosi e soddisfacenti per la gola. Non saresti anche disposto a concederti un bel peccato di gola mentre non ti vergogni?

Fissa obiettivi concreti e monitora i progressi. La dieta senza cibo non è una buona idea. Prima di decidere qualsiasi cosa, scopri dove e quando vuoi andare: Ti interessa perdere qualche chiletto nella settimana che precede una gara significativa o vuoi rimetterti completamente in forma entro l'anno prossimo? Qualsiasi sia il tuo obiettivo, fai in modo che sia concreto e realizzabile, con una data d'inizio e una data di fine precisa. No, non sto usando immagini: Prenditi un calendario e segna ogni pietra miliare che incontrerai lungo il tuo percorso. Se hai un progetto breve, questo ti darà la forza dello scatto o ti sostenerà se hai un progetto a lungo termine. È essenziale avere una parte visiva esterna per farti capire che le tue idee sono fatti! Anche tu dovresti tenere traccia fisica e cartacea dei tuoi miglioramenti, anche se so che questo è un po' antiquato, ma funziona: Fai una foto prima della dieta e stampala per confrontarla con le foto successive, magari con lo stesso abbigliamento. Alternativamente, puoi tenere un diario fitness in cui riporti le ricette che hai preparato, il numero di calorie consumate, il peso perso e tutte le questioni che ti preoccupano durante la dieta.

Cercare qualcuno con cui condividere la tua dieta. Qualsiasi persona, compresi genitori, parenti, fidanzata, migliore amica. È fondamentale ottenere sostegno da fonti esterne, in particolare durante le fasi finali della dieta, quando ti sembrerà di aver fatto troppo, forse troppo, e non sembra più possibile continuare: Ciò può essere raggiunto solo in due. Se vivi insieme a qualcuno, è fondamentale che l'altro ti supporti in ogni tua decisione e non ti faccia morire mangiando pizza o patatine ogni giorno. Ti aiuterà an entrare in un modello mentale in cui mangiare bene è anche buono per il tuo morale se arrivi al pasto con un umore calmo e rilassato. Poi vedrai che condividere un passo così intimo farà crescere il vostro rapporto; vi scambierete aneddoti, ricette, idee e pensieri, rafforzando anche la vostra amicizia. Ovviamente, la dieta farà bene an entrambi e finirete per avere un risultato positivo per tutti.

Fai sport. Sì, siamo ancora rimasti sul classico dell'attività fisica. Ti sei mai chiesto perché tutti parlano di diete? Perché, sfortunatamente e per fortuna, è un passaggio essenziale per chi desidera perdere peso. Sebbene una dieta sia uno strumento, può aiutare a stimolare il metabolismo e bruciare i grassi, anche quelli vecchi. Il tuo impegno e la tua volontà determinano il risultato finale. Una breve camminata ogni giorno è sufficiente per rafforzare i muscoli: Prova an andare al lavoro a piedi, a parcheggiare più lontano, a fare un giro più lungo al supermercato o a fare una passeggiata sulla spiaggia. Sono sicuro che sarai in grado di ritagliarti uno spazio per questo punto, se lo desideri. Se poi ne hai la possibilità, prendi un corso in palestra o acquista gli attrezzi necessari per portare la palestra a casa tua. Se sai già che fare pesi non porta a niente, perché ti annoi e abbandoni i tuoi obiettivi, cerca di essere originale. Quali sono le tue opinioni su un bel corso di arrampicata su parete? A proposito delle partite di squash? Perché non acquistare elastici o un trampolino da rebounding? Ti sentirai meno affatica se ti divertirai a concentrarti su queste attività.

Alimenti Suggeriti Da Sirtfood

1. 1. Un vino rosso Il vino Reading è considerato il primo sirtfood da scoprire. Il corpo è protetto da contrazioni come gli attacchi di cuore e il cancro grazie an un componente chiamato Resveratrolo. Inoltre, può essere responsabile della perdita di peso. La pigiatura e la fermentazione di uve scure danno origine al vino rosso. È una fonte significativa di antiossidanti.

2. 2. Caffè. Uno dei cibi tipici conosciuti è il caffè. Il caffè contiene uno stimolante che aiuta a rilassarsi e a rilassarsi. Il cervello e il midollo spinale costituiscono il sistema nervoso. Il corpo riceve l'ordine di scomporre le cellule adipose attraverso la stimolazione del sistema nervoso.

3. 3. Wow. Il cavolo riccio è un ingrediente essenziale del succo verde. La produzione di succo verde è più

semplice. Il succo di cavolo verde migliora l'assorbimento rapido e facile delle sostanze nutritive, l'alcalinizzazione del corpo e lo sviluppo della pelle, dei capelli e delle unghie.

4. 4. Le cipolle Sono ricchi di antiossidanti e contribuiscono alla riduzione dell'infiammazione cellulare nella dieta sirtfood. Le cipolle sono anche una delle principali fonti di attivatori sirtuinici, che impediscono alle cellule di ossidare gli acidi grassi.

5. Soia La soia è una proteina ricca di vitamine, minerali e nutrienti. Il consumo regolare di soia nella dieta sirtfood aiuta a prevenire il cancro alla prostata, il cancro al seno e altri tipi di cancro. Gli alimenti a base di soia sono poveri di colesterolo e privi di acidi grassi saturi 6. 6. Sono succose, rosse e rosse brillanti. Inoltre, sono solitamente consumati sia crudi che fresche. Sono principalmente acqua, con un po' di grassi e proteine. Oltre a questo, le fragole sono un'ottima fonte di antiossidanti ricchi di vitamina C.

7. Broccoli di piccola taglia. Sono boccioli di fiori di cespugli più piccoli. Sono utilizzati come decorazioni per carne, pastori e insalate. Sono principalmente incorporati nella carne e sono una fonte significativa di antiossidanti che combattono il cancro e le malattie cardiache.

8—Mirtilli. Per mantenere le ossa sane, sono una delle principali fonti di minerali come ferro, fosforo e calcio. Anche la perdita di peso, una sana digestione e la salute mentale dipendono dai minerali.

9. La cipolla rossa. È un altro ingrediente vegetale utilizzato nella produzione del caffè e ha un colore e un gusto simili. Il consumo di cicoria rossa promuove una digestione sana, migliora il controllo degli zuccheri nel sangue e sostiene la perdita di peso regolando l'appetito.

10. Datti Medjool. Si tratta di un frutto dolce commestibile prodotto dalla palma da datteri ricco di fibre, vitamine e minerali. A causa dell'assunzione di fibre

solubili, i denti di Medjool prevengono la stitichezza e riducono il colesterolo.

11. Grano saraceno. Si tratta di un seme con molte fibre e antiossidanti. Riduce l'infiammazione e i livelli di colesterolo, migliorando la salute del cuore. Il grano saraceno ha anche un basso indice glicemico, il che significa che riduce lo zucchero nel sangue.

12. Valorizzarlo. Si tratta di una pianta da fiore ricca di vitamina C. Contiene anche antiossidanti. È una fonte ricca di vitamina B, che è fondamentale per ridurre il rischio di malattie cardiache.

13. Olio extra vergine di oliva (EEO). È una ricca fonte di grassi sani e antiossidanti, che sono essenziali per proteggere contro le malattie cardiovascolari. È fondamentale per ridurre il rischio di sviluppare il diabete di tipo 2 e può anche proteggere dall'ictus.

14. Cioccolato al cioccolato. È una fonte significativa di antiossidanti. Il cioccolato fondente migliora la

funzionalità del cervello e riduce la probabilità di contrarre malattie cardiache.

15. Tè verde con matcha. Questa varietà di tè è facile da preparare. Aumenta la capacità del fegato e del cervello. È un potente antiossidante che aiuta a bruciare i grassi, contribuendo così alla perdita di peso.

16. Curcuma È una spezia giallo-arancione comunemente utilizzata nelle salse o nel curry. La spezia è utilizzata principalmente per le sue proprietà antinfiammatorie e antiossidanti. La curcuma, che viene solitamente consumata nel tè, ha un sapore sottile e unico.

17. Noci. Sono una fonte importante di vitamine, minerali, grassi sani e fibre. È la noce più ricca di antiossidanti e grassi Omega-3 del mondo. Le noci contengono un batterio utile che aiuta a ridurre l'infiammazione cellulare.

18. Rucola È un tipo di verdura verde con un sapore distintivo. È ricco di

minerali come il calcio e il potassio, che sono essenziali per il funzionamento del cuore e del sistema nervoso.

19 novembre: peperoncini. Sono pieni di capsaicina, un antinfiammatorio che può aiutare le persone con disturbi infiammatori come l'artrite.

19. Lovage. È un tipo di radice sotterranea utilizzato principalmente nella produzione di farmaci. Viene quindi utilizzato come terapia di irrigazione per le infezioni delle vie urinarie sottostanti che causano gonfiore e dolore nelle vie urinarie.

www.ingramcontent.com/pod-product-compliance
Lightning Source LLC
Chambersburg PA
CBHW051730020426

42333CB00014B/1242